GABRIELA SCHWARZ

Diagnose Darmkrebs

Das ist jetzt wichtig.
Wie geht es weiter?
Alle Chancen nutzen.

schlütersche

Liebe Leserin, lieber Leser,

Sie halten einen Gesundheitsratgeber der Schlüterschen Verlagsgesellschaft in Händen, ein Buch, das Ihnen als Darmkrebspatient wichtige Informationen zu Ihrer Erkrankung bietet.

Die Diagnose Darmkrebs bedeutet einen großen Einschnitt in Ihrem Leben und dem Ihrer Angehörigen. Die Autorin Gabriela Schwarz begleitet Sie auf Ihren ersten Schritten im Umgang mit der Erkrankung mit wichtigen Informationen über Diagnose, Untersuchungen und Behandlungsmethoden und hilft Ihnen und Ihrer Familie, mit den Belastungen durch die Krebserkrankung besser umgehen zu können.
Dafür stehen wir:

- Wir sind Ihr Ratgeberspezialist für Gesundheit und Ernährung.
- Unsere Autoren sind Experten auf ihrem Gebiet, was eine hohe inhaltliche Qualität der Titel sicherstellt.
- Ratgeber werden nicht für Fachleute geschrieben, sondern müssen auch für Sie als medizinischen Laien verständlich sein. Bei unseren Büchern achten wir folglich auf eine leichte Verständlichkeit und sind konsequent problemlösungsorientiert.

Falls Sie Anmerkungen zu diesem Buch haben, wenn Sie Lob oder konstruktive Kritik loswerden möchten oder wenn Sie eine Unstimmigkeit entdeckt haben sollten, so freue ich mich, wenn Sie mir schreiben.

Ihre
Katja-Maria Koschate
Schlütersche Verlagsgesellschaft mbH & Co. KG
koschate@schluetersche.de

VORWORT

Liebe Leserin, lieber Leser,

die Diagnose Darmkrebs macht den Betroffenen und Angehörigen nicht nur Angst, sondern löst häufig auch Wut, Trauer, Ohnmacht, Hoffnungslosigkeit oder Hilflosigkeit aus. Viele Patienten überkommt das Gefühl, allein zu sein mit ihrer Situation. Die allerersten Fragen, die wohl nach jeder Krebsdiagnose und so auch nach der Diagnose Darmkrebs durch den Kopf schwirren, sind „Wieso gerade ich?“, „Muss ich jetzt bald sterben?“, „Was passiert mit meiner Familie?“ oder „Besteht eine Heilungschance und wie hoch ist diese?“. All diese Fragen kann niemand hundertprozentig zufriedenstellend beantworten. Auch dieser Ratgeber kann das nicht, doch er kann Sie und auch Ihre Angehörigen bei der Lösung vieler Probleme unterstützen, wichtige Informationen vermitteln und gute Tipps geben.

Natürlich kann dieses Buch das Gespräch mit Ihrem behandelnden Arzt nicht ersetzen. Aber mit den hier gesammelten Informationen können Sie Ihrem Arzt gezielte Fragen zu Ihrer Erkrankung, zur Behandlung und Nachsorge stellen. Diese Informationen sollen Ihre Angst vor dem Unbekannten lindern und Ihnen wieder etwas Sicherheit verleihen. Nur so können Sie aktiv die Krankheit angehen und Ihr Leben wieder in die Hand nehmen. Dabei möchte ich Sie unterstützen!

Ihre
Gabriela Schwarz

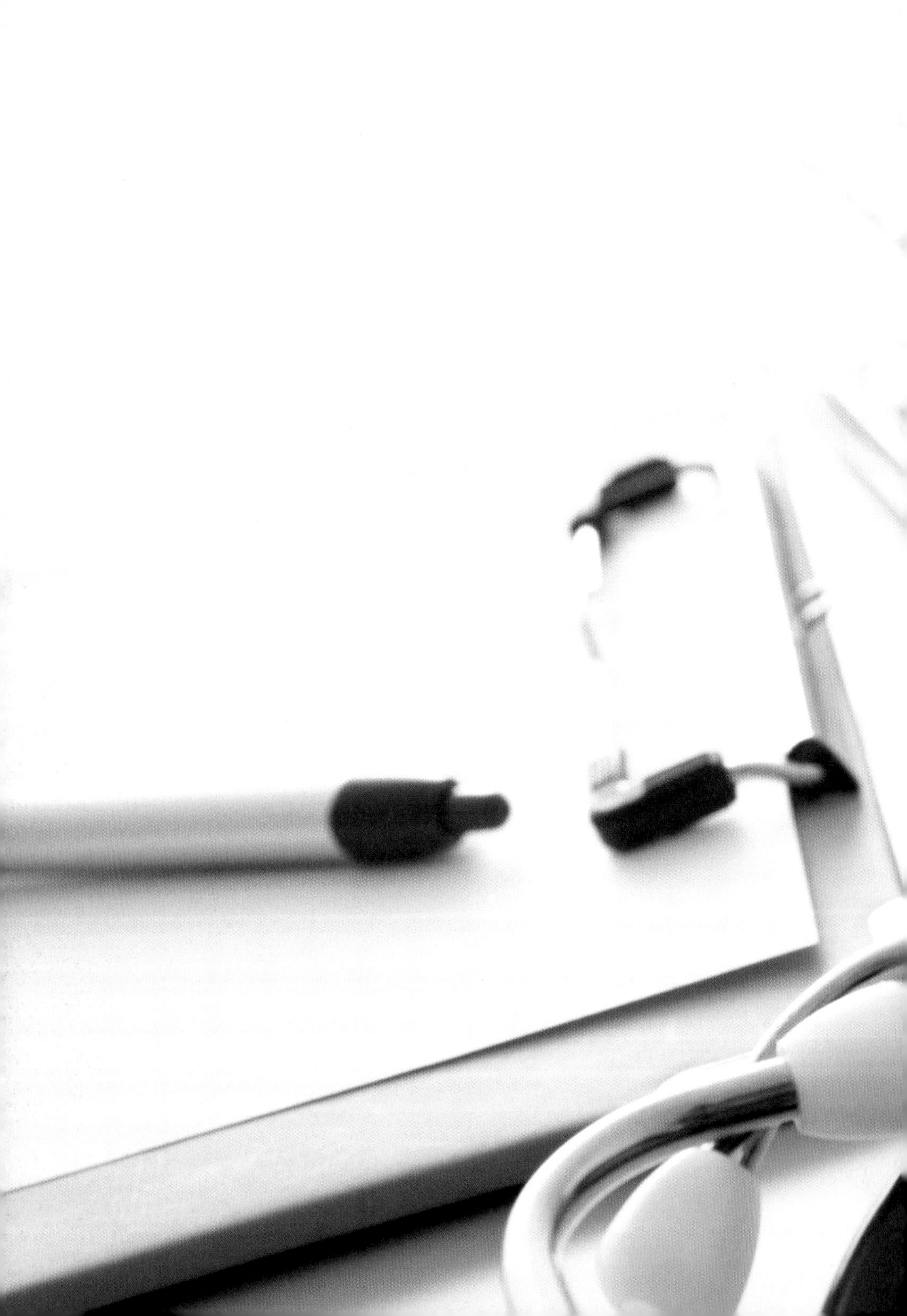

WAS SIE ÜBER DARMKREBS WISSEN MÜSSEN

Darmkrebs – was ist das eigentlich? In diesem Kapitel geht es zunächst um die Grundlagen. Sie erfahren, wie Darmkrebs entsteht, welche Arten es gibt, wie hoch das Risiko ist, an Darmkrebs zu erkranken, und ob es frühe Warnzeichen gibt. Darüber hinaus bekommen Sie eine kleine Hilfestellung zum Verstehen der ärztlichen Befunde – ich erläutere Ihnen das System, nach dem die verschiedenen Stadien eines Tumors bezeichnet werden.

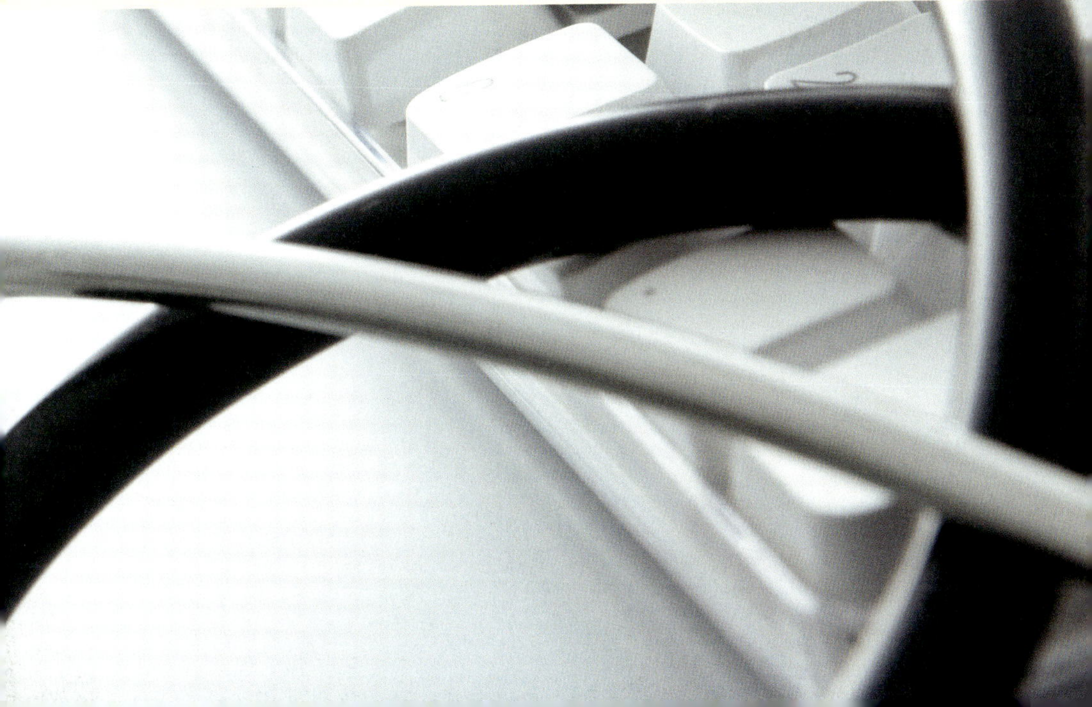

Darmkrebs – Zahlen und Fakten

Auf der Liste der häufigsten Krebserkrankungen steht Darmkrebs – meist handelt es sich um Dickdarmkrebs – auf Platz zwei. Im Jahr 2010 wurden laut Gesellschaft der epidemiologischen Krebsregister in Deutschland e. V. (GEKID) rund 63.000 Fälle von Neuerkrankung registriert, und zwar 34.205 Männer und 28.751 Frauen. Schätzungen des GEKID und des Zentrums für Krebsregisterdaten am Robert-Koch-Institut prognostizierten für das Jahr 2012 rund 38.300 (Männer) bzw. 31.100 (Frauen) Neuerkrankungen. Für das Jahr 2013 rechnet das Robert-Koch-Institut mit ähnlich hohen Zahlen. Im internationalen Vergleich nimmt Deutschland mit diesen Zahlen eine Spitzenstellung ein. Erfreulich ist, dass trotz steigender Neuerkrankungsrate immer mehr Patienten langfristig mit der Erkrankung leben können. Schätzungen gehen davon aus, dass im Jahr 2012 in Deutschland ungefähr 88.600 Frauen und 109.400 Männer lebten, bei denen in den vorangegangenen fünf Jahren Darmkrebs festgestellt worden war.

!

Über 65.000 Menschen erkranken in Deutschland jährlich an Darmkrebs.

Wie verschiedene statistische Untersuchungen gezeigt haben, erhöht sich die Wahrscheinlichkeit, an Darmkrebs zu erkranken, mit steigendem Alter. So haben mehr als 50 Prozent aller Patienten, bei denen Darmkrebs diagnostiziert worden ist, das 70. Lebensjahr bereits vollendet. Lediglich rund 10 Prozent aller Neuerkrankungen betreffen Menschen unter 55 Jahren. Männer und Frauen in einem Alter unter 40 Jahren weisen ein nur sehr geringes Risiko auf, in den nächsten zehn Jahren an Darmkrebs zu erkranken. Eine Einschränkung muss hier jedoch gemacht werden: Beruht die Darmkrebserkrankung auf einer – sehr seltenen – genetischen Veränderung (siehe Seite 16), so sind in der Regel Jüngere betroffen.

!

Mehr als die Hälfte der Betroffenen sind über 70 Jahre alt.

So entsteht Krebs

Krebs entsteht, wenn körpereigene Zellen entarten und sich bösartige neue Zellen bilden. Diese Krebszellen haben charakteristische Eigenschaften: Ihr Zellaufbau unterscheidet sich deutlich von dem gesunder Zellen, sie wachsen in sie umgebendes Gewebe oder Organe ein, und sie können in andere Organe streuen und dort Tochtergeschwülste (Metastasen) bilden.

Krebszellen können überall im menschlichen Körper entstehen und dort zu Krebs führen. Nach ihrem Entstehungsort werden die Krebsarten in drei Hauptgruppen eingeteilt:

- Im sogenannten Deckgewebe (Epithel) von Drüsen, Haut oder Schleimhaut lokalisierte Karzinome kommen beim Menschen am häufigsten vor. Dazu zählt auch der Darmkrebs.
- Von einem Sarkom wird gesprochen, wenn sich die Krebszellen aus Binde-, Stütz-, Knochen- oder Nervengewebe bilden.
- Nicht-solide, diffuse Krebsarten wie Leukämien und Lymphome entstehen im Knochenmark oder in der Milz sowie im Lymphgewebe.

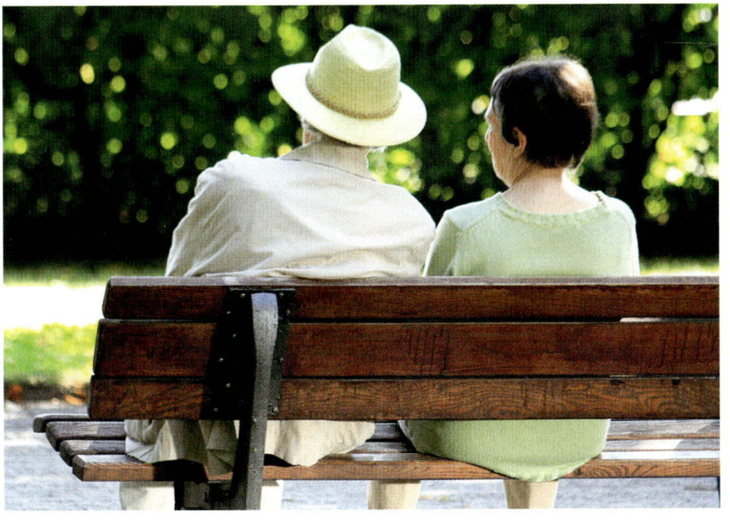

Die Wahrscheinlichkeit an Darmkrebs zu erkranken, erhöht sich mit steigendem Alter.

Aufbau und Funktion des Darms

Der Darm gehört zu den Verdauungsorganen und wird grob in Dünndarm, Dickdarm und Mastdarm untergliedert. Der Dünndarm ist mit einer Länge von ungefähr fünf Metern der längste Darmabschnitt. Er besteht aus Zwölffingerdarm (Duodenum), Leerdarm (Jejunum) und Krummdarm (Ileum). Letzterer mündet in den Dickdarm.

Der Dickdarm ist nicht nur deutlich dicker als der Dünndarm, sondern mit einer Länge von rund einem Meter erheblich kürzer. Er legt sich wie ein Rahmen um den Dünndarm. Anatomisch wird der Dickdarm eingeteilt in:

- Blinddarm (Zökum oder Zäkum): Er befindet sich am Anfang des Dickdarms, ragt sackförmig nach unten in die Bauchhöhle und endet in einem Wurmfortsatz (Appendix). Die Entzündung des Wurmfortsatzes wird im Volksmund als „Blinddarmentzündung" bezeichnet, obwohl nicht der Blinddarm, sondern eben ausschließlich der Wurmfortsatz von der Entzündung betroffen ist.
- Kolon (Grimmdarm) mit den vier Darmabschnitten:
  - Aufsteigender Teil des Dickdarms (Colon ascendens)
  - Querdarm (Colon transversum)
  - Absteigender Teil des Dickdarms (Colon descendens)
  - S-förmiger Abschnitt des Dickdarms (Sigmoid); hier endet das Kolon

Der Mast- oder Enddarm (Rektum) ist ein rund 16 Zentimeter langer Darmabschnitt. Er bildet das Ende des Darms und stellt über den After (Anus) die Verbindung nach außen dar.

Wie jedes menschliche Organ, so wird auch der gesamte Darm von Blutgefäßen, Lymphbahnen und Nervenbahnen durchzogen. Die Blutgefäße gewährleisten die Blutversorgung des Darms, und die parallel dazu verlaufenden Lymphbahnen verzweigen

Übersicht über die Verdauungsorgane

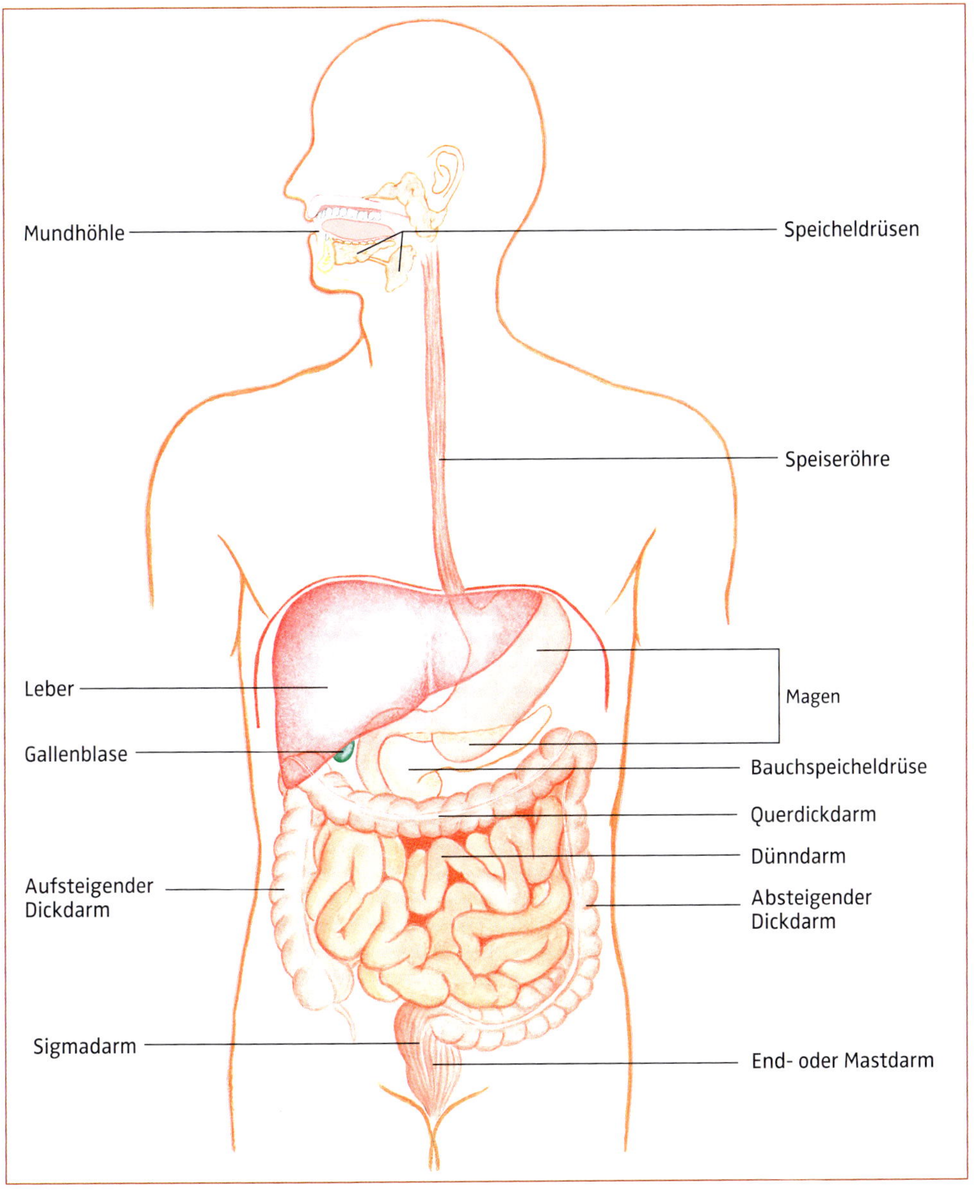

sich in den sogenannten Lymphknoten. Die Nervenbahnen steuern die Aktivität des Darms und können vom Menschen nicht willentlich beeinflusst werden, sie gehören zum vegetativen (autonomen) Nervensystem. Die vom Gehirn nach unten verlaufenden Nervenfasern verzweigen sich im Oberbauch zu dem Nervengeflecht Solarplexus und gelangen dann in Form feiner Verästelungen in den Darm.

Die Darmwand (Mukosa)

Die Darmwand ist in allen Darmabschnitten vergleichbar aufgebaut. Sie besteht aus vier Gewebeschichten. Die äußerste Schicht, die Serosa oder Adventitia, ist ein glatter, spiegelnder Überzug und besteht aus dünnem Bindegewebe.

Darauf folgt eine doppellagige Muskelschicht (Muskularis). Die in dieser Schicht quer und längs verlaufenden Muskelfasern ermöglichen, dass sich der Darm zum Transport des Nahrungsbreis sowohl quer als auch längs zusammenziehen kann. Daran grenzt eine innere Bindegewebsschicht (Submukosa) an, in der sich ein komplexes Geflecht aus Blutgefäßen, Nervenbahnen und Lymphgefäßen befindet.

Die Schleimhaut (Mukosa) schließlich bildet die innerste Schicht der Darmwand. Auf ihr sitzen die schleimabsondernden Darmzotten, außerdem befinden sich in der Mukosa die für den Dickdarm typischen Einbuchtungen (Krypten). In welchem Stadium sich ein Darmkrebs befindet, wird unter anderem danach beurteilt, wie tief der Tumor in die Darmwand eingedrungen ist. Entscheidend für das Ausmaß der Operation und auch die Operationstechnik ist, in welchem Bereich sich der Tumor befindet und von welchen Blutgefäßen er versorgt wird.

!

Als Verdauung bezeichnet man das Zerkleinern und Aufspalten der Nahrung in die biologisch wichtigen Bestandteile.

Die wichtigste Funktion des Darms ist die Verdauung, also die Zerkleinerung und Aufspaltung der Nahrung in die biologisch essenziellen Bestandteile. Zuerst wird die Nahrung im Mund durch

Kauen zerkleinert und mit Speichel durchmischt, danach spaltet der Magensaft im Magen vor allem Eiweiße auf. Im Dünndarm werden die vorverdauten Nahrungsbestandteile zuerst gut durchmischt und anschließend unter anderem durch Enzyme weiter zerlegt. So werden Kohlenhydrate durch Enzyme aufgespalten, die Enzyme aus der Bauchspeicheldrüse spielen eine entscheidende Rolle bei der Eiweißverdauung, und die Gallenflüssigkeit ist wichtig für die Fettverdauung. Die bei diesem Vorgang entstehenden Nährstoffe werden in den Blutkreislauf abgegeben. Dies gelingt durch die Dünndarmschleimhaut, die mit vielen kleinen Falten, Zotten und einem Bürstensaum versehen ist. Dadurch vergrößert sich die Oberfläche der Dünndarmschleimhaut um den Faktor 300 und beträgt mehr als 100 Quadratmeter.

!

Die eigentliche Verdauung findet im Dünndarm statt.

Die unverdaulichen Nahrungsreste werden durch wellenartige Kontraktionen der Darmwandmuskulatur vom Dünndarm in den Dickdarm transportiert, hier werden dem bislang noch recht flüssigen Brei Wasser und Salze entzogen. Der nun eingedickte Nahrungsbrei gelangt durch kräftige Darmbewegungen (Peristaltik) in den S-förmigen Darm und den Mastdarm, wo der Darminhalt bis zur nächsten Stuhlentleerung „gelagert" wird. Auf dem Weg in den Mastdarm wird der Nahrungsbrei weiter geformt, durch den von der Darmschleimhaut abgegebenen Schleim bleibt er gleitfähig.

Am Ende des Mastdarms liegt der After bzw. Analkanal, der Endabschnitt des Verdauungskanals. Seine Aufgabe besteht in erster Linie darin, den Darm nach außen zu verschließen, was durch den in diesem Bereich verstärkten inneren Schließmuskel ohne willentliche Kontrolle möglich ist. Hingegen ist der äußere Schließmuskel dafür verantwortlich, dass der Stuhlgang bewusst kontrolliert werden kann. Der Stuhl besteht zu rund 75 Prozent aus Wasser, der Rest setzt sich zusammen aus Bakterien, abgestorbenen Zellen der Darmschleimhaut und unverdaulichen Nahrungsresten, beispielsweise Ballaststoffen.

In einem gesunden Dickdarm leben unzählige Bakterien

Bis zu 400 verschiedene Arten von Bakterien – man schätzt ihre Anzahl auf 10 Billionen – besiedeln den gesunden menschlichen Dickdarm. Man spricht hier von einer gesunden Darmflora. Diese Bakterien werden dringend benötigt: Sie unterstützen den Darm bei der Verdauung, indem sie viele vorher nicht verdaute Reste aufspalten. Außerdem stärken sie – vor allem die Bifidobakterien, die größte Gruppe der Darmbakterien – das Immunsystem, da sie für ein saures Milieu im Dickdarm sorgen. Auf diese Weise können die Fäulnisbakterien nicht überhandnehmen und deren Abbauprodukte dem menschlichen Organismus nicht schaden. Schließlich töten die im Dickdarm angesiedelten gesunden Bakterien gesundheitsschädliche Keime, Erreger und Pilze ab.

Damit die gesunde Darmflora erhalten bleibt, muss sie natürlich gepflegt werden. Dies erreichen Sie durch eine ausgewogene Kost mit probiotischen und präbiotischen Lebensmitteln: Als probiotisch gilt beispielsweise Joghurt mit lebenden Bakterienkulturen, präbiotische Nahrungsmittel sind mit unverdaulichen Zusätzen angereichert – in der Regel Kohlenhydrate –, die den Bakterien der Darmflora als Nahrung dienen und so ihre Anzahl und Aktivität steigern.

Die verbleibenden Darmabschnitte übernehmen die volle Funktion

Weder der Dick- noch der Mastdarm gehören zu den lebensnotwendigen Organen. Müssen also aufgrund einer Krebserkrankung Teile des Dickdarms operativ entfernt werden, so übernimmt der verbleibende Anteil die volle Funktion – übrigens ohne den Patienten zu beeinträchtigen. Auch wenn der gesamte Dick- und Mastdarm entfernt werden muss, geht dies nicht auf Kosten der Gesundheit des Betroffenen. Allerdings wird der Stuhl jetzt nicht mehr geformt und eingedickt, und der dünnere Stuhl wird häufiger ausgeschieden.

Die verschiedenen Arten von Darmkrebs

Die Bezeichnung Darmkrebs umfasst alle im Dick- und Mastdarm sowie im After auftretenden bösartigen Karzinome. Darmkrebs entsteht aus entarteten Drüsenzellen der Darmschleimhaut und wird deshalb als **Adenokarzinom** bezeichnet (Adeno = Drüse).

!

Eine andere Bezeichnung für Darmkrebs ist Adenokarzinom.

Unter einem **Kolonkarzinom** werden bösartige Tumorerkrankungen verstanden, die in den oberen Dickdarmabschnitten auftreten. Ein **Rektumkarzinom** ist ein bösartiger Tumor im Mastdarm, also im letzten Darmabschnitt bis zum Schließmuskel. Von einem **kolorektalen Karzinom** spricht der Arzt, wenn bösartige Tumoren sowohl im Dick- als auch im Mastdarm zu finden sind. Die Tumorzellen des Kolon- und des Rektumkarzinoms ähneln sich sehr, Unterschiede bestehen nur hinsichtlich der Therapie wegen der unterschiedlichen Lokalisation der Tumoren.

Bei jedem zwanzigsten Deutschen tritt im Laufe seines Lebens ein Kolonkarzinom auf, bei Frauen ebenso häufig wie bei Männern. Meist sind die Betroffenen älter als 50 Jahre. In seltenen Fällen taucht das Kolonkarzinom auch in jüngeren Lebensjahren auf, dann handelt es sich meist um vererbbare Formen (siehe unten). In Deutschland steht Darmkrebs bei den Krebserkrankungen hinsichtlich der Häufigkeit an zweiter Stelle, nach Brustkrebs bei der Frau und Prostatakrebs beim Mann.

Ein Rektumkarzinom kommt seltener vor als das Kolonkarzinom, es wird in etwa einem Drittel aller Darmkrebserkrankungen diagnostiziert. Bei zu später Diagnose kann das Rektumkarzinom Nachbarorgane befallen, so kann auch die Analmuskulatur betroffen sein. Für das Kolon- und das Rektumkarzinom gilt, dass sich durch das Eindringen von Krebszellen in die Blutbahn Tochtergeschwülste in der Leber und seltener auch in der Lunge bilden können.

Erblicher Darmkrebs ist selten

In seltenen Fällen handelt es sich bei der Darmkrebserkrankung um einen erblichen Darmkrebs, es besteht also eine genetische Veranlagung. Die beiden häufigsten Arten sind der Erbliche Nichtpolypöse Darmkrebs und die Familiäre Adenomatöse Polyposis.

Weitere erbliche Darmkrebsformen, die jedoch glücklicherweise nur extrem selten auftreten, sind das Peutz-Jeghers-Syndrom und die Familiäre Juvenile Polyposis. Bei beiden Erkrankungen treten unzählige Polypen auf, die sich später zu bösartigen Tumoren entwickeln können. Beim Peutz-Jeghers-Syndrom finden sich diese Polypen hauptsächlich im Dünndarm.

Erblicher Nichtpolypöser Darmkrebs In 5 bis 7 Prozent aller Darmkrebsfälle tritt der Erbliche Nichtpolypöse Darmkrebs (HNPCC = engl. Hereditary Non-Polyposis Colorectal Cancer) auf, auch Lynch-Syndrom genannt. Welche Gendefekte hierfür verantwortlich sind, ist noch nicht vollständig aufgeklärt, es konnten jedoch bereits einige identifiziert werden, die mithilfe von genetischen Tests nachgewiesen werden können.

!

Erblicher Darmkrebs tritt meist schon in jungen Jahren auf.

Die Veranlagung für HNPCC ist bereits von Geburt an vorhanden, und die Betroffenen erkranken bereits in jungen Jahren, die Wahrscheinlichkeit hierfür liegt bei rund 80 Prozent. Trotz des Namens ist der HNPCC nicht auf den Darm begrenzt, sondern kann sich auch als Krebs der Gebärmutter oder der Eierstöcke, des Magens oder Dünndarms, der Harnleiter oder Gallenwege äußern. Für HNPCC-Patienten und auch für deren Angehörige gilt ein spezielles Krebsvorsorge- und Früherkennungsprogramm:

- Ab dem 25. Lebensjahr eine jährliche Vorsorgeuntersuchung (körperliche, Ultraschall- und Urinuntersuchung sowie Darmspiegelung)

- Zur Vorsorge von Eierstock- und Gebärmutterkrebs bei Frauen zusätzliche gynäkologische Untersuchung und vaginale Ultraschalluntersuchung
- Sollte in der Familie bereits Magenkrebs aufgetreten sein, zusätzlich einmal jährlich eine Magenspiegelung
- Das Vorsorgeprogramm gilt ein Leben lang

Familiäre Adenomatöse Polyposis Die zweihäufigste erbliche Darmkrebsform ist die Familiäre Adenomatöse Polyposis (FAP). Hier bilden sich bereits bei Kindern im Teenageralter unzählige Darmpolypen, zunächst gutartige Gewebewucherungen, aus denen sich im Laufe der Zeit mit nahezu hundertprozentiger Sicherheit bösartige Tumoren entwickeln. Dies kann bereits ab dem 20. Lebensjahr geschehen. Deshalb beginnt das Vorsorgeprogramm bei diesen Patienten mit dem 10. Lebensjahr und umfasst auch den Dünndarm, die Schilddrüse und die gesamte Bauchhöhle:

- Ab dem 10. Lebensjahr einmal jährlich eine körperliche und eine Ultraschalluntersuchung sowie eine Darmspiegelung des Rektums und des S-förmigen Dickdarms; bei Feststellung von Polypen eine Spiegelung des gesamten Darms
- Ab dem 10. Lebensjahr einmal jährlich eine Ultraschalluntersuchung von Schilddrüse und Bauchregion
- Bei einigen Familien kann auch die Spiegelung des Augenhintergrundes zur Erkennung von Anlageträgern herangezogen werden, da bei einer FAP harmlose Veränderungen der Netzhaut auftreten
- Vor dem 20. Lebensjahr wird eine vorsorgliche operative Entfernung des gesamten Dickdarms empfohlen (unter Erhalt des Afters mit natürlichem Schließmuskel); anschließend einmal jährlich eine Darmspiegelung
- Ab dem 30. Lebensjahr einmal jährlich eine Magenspiegelung

Fakten, Fakten, Fakten ...

- Unter dem Begriff „Darmkrebs" werden Krebserkrankungen des Dick- oder Mastdarms zusammengefasst.
- Im Vergleich zu anderen EU-Ländern ist in Deutschland die Zahl der Neuerkrankungen an Darmkrebs besonders hoch.
- Mindestens jeder 20. Deutsche – das sind fünf oder sechs von 100 Menschen – erkrankt im Laufe seines Lebens an Darmkrebs.
- Darmkrebs entwickelt sich nahezu immer aus zunächst gutartigen Wucherungen der Darmschleimhaut, aus Polypen.
- Darmkrebs ist in Deutschland die zweithäufigste Krebserkrankung – bei Frauen nach Brustkrebs und bei Männern nach Prostatakrebs.
- Darmpolypen sind in der Bevölkerung weit verbreitet: Jeder Dritte der über 55-Jährigen hat Polypen im Dickdarm.
- Wenn das von den gesetzlichen Krankenkassen angebotenen Vorsorgeprogrammen regelmäßig in Anspruch genommen würde, könnten sehr viele auf Darmkrebs beruhenden Todesfälle vermieden werden.

Ursachen und Risikofaktoren

!

Einige Risikofaktoren können Sie selbst beeinflussen.

Die Ursachen für die Entstehung von Darmkrebs konnten bis heute noch nicht vollständig aufgeklärt werden. Jedoch sind bestimmte Faktoren bekannt, die das Risiko, an Darmkrebs zu erkranken, deutlich erhöhen. Dazu gehören unter anderem das Alter, Vererbung, familiäre Häufung, Ernährung, chronisch-entzündliche Darmerkrankungen wie Colitis ulcerosa und Morbus Crohn, Typ-2-Diabetes und bereits bestehende andere Krebserkrankungen.

Alter: Das Risiko, an Darmkrebs zu erkranken, erhöht sich mit steigendem Alter. So sind rund 90 Prozent der Patienten, bei denen Darmkrebs diagnostiziert wird, über 50, das durchschnittliche Alter bei Diagnosestellung liegt etwa bei 65 Jahren.

Vererbung: Einige Darmkrebsformen sind vererbbar (siehe Seite 16, es besteht also eine genetische Veranlagung dafür. Hier sind vor allem jüngere Menschen unter 45 Jahren betroffen.

Familiäre Häufung: Menschen, in deren Familie mehrere Personen Darmkrebs haben oder hatten, weisen ein erhöhtes Risiko auf, ebenfalls daran zu erkranken.

Ernährung und Lebensstil: Verschiedene Untersuchungen haben gezeigt, dass besonders eine fleisch- und wurstreiche Ernährung das Risiko, an Darmkrebs zu erkranken, erhöht. Eine ballaststoffreiche Nahrung dagegen kann das Erkrankungsrisiko senken. Grund hierfür ist, dass Ballaststoffe im Verdauungstrakt nicht abgebaut werden können. Ballaststoffe binden Wasser, füllen den Darm, und stimulieren auf diese Weise die Darmtätigkeit. In der Folge bleibt der verdaute Nahrungsbrei nicht so lange im Darm, was ihn weniger belastet. Das Erkrankungsrisiko kann weiter ge-

Menschen mit entsprechender familiärer Disposition haben ein erhöhtes Risiko an Darmkrebs zu erkranken.

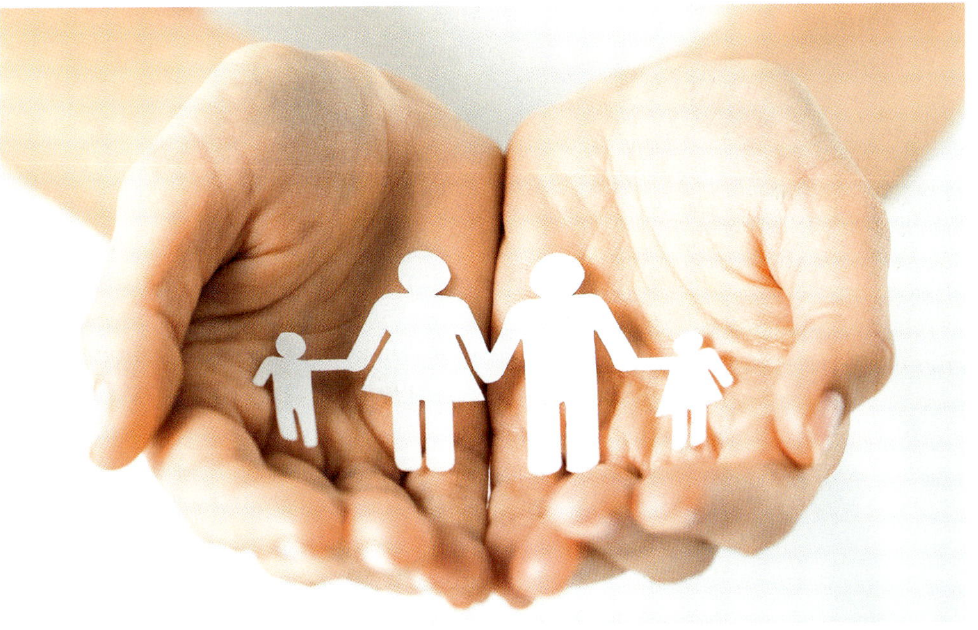

senkt werden durch ausreichend Bewegung, gemäßigten Alkoholkonsum, Abbau von Übergewicht und Verzicht auf Nikotin. Außerdem sollte auf eine regelmäßige Verdauung geachtet und Verstopfung vermieden werden. Hier helfen Bewegung und eine ausreichende Flüssigkeitszufuhr.

Starkes Übergewicht erhöht das Darmkrebsrisiko um 33 Prozent!
Die Deutsche Gesellschaft für Verdauungs- und Stoffwechselkrankheiten (DGVS) hat anlässlich des Darmkrebsmonats März auf den Risikofaktor Übergewicht hingewiesen. Die Gesellschaft verweist auf eine aktuelle Übersichtsarbeit, in der Wissenschaftler aus Shanghai aus 54 klinischen Studien mit rund 9 Millionen Teilnehmern den Einfluss des Körpergewichts auf das Darmkrebsrisiko auswerteten. Es zeigte sich, dass Übergewichtige im Vergleich zu Personen mit Normalgewicht ein um rund ein Drittel erhöhtes Risiko aufwiesen, an Darmkrebs zu erkranken. Befindet sich das überschüssige Fett hauptsächlich in der Bauchregion – auch als Apfelfigur bezeichnet – liegt das Erkrankungsrisiko sogar um 50 Prozent über dem normalgewichtiger Personen. Welche Ursachen hierfür verantwortlich sind, ist bislang noch nicht geklärt. Diskutiert werden Störungen des Insulin-Haushalts sowie der Einfluss von Sexual- und Fettgewebshormonen und Entzündungsreaktionen.

Chronisch-entzündliche Darmerkrankungen: Erkrankungen wie Colitis ulcerosa und Morbus Crohn gehen mit Entzündungen der Darmschleimhaut oder tieferen Schichten der Darmwand einher. Dadurch ist das Risiko größer, dass bösartige Zellveränderungen entstehen.
Typ-2-Diabetes: Klinische Untersuchungen haben ergeben, dass Patienten mit Typ-2-Diabetes im Vergleich zu gesunden Personen ein um den Faktor 3 erhöhtes Risiko aufweisen, an Darmkrebs zu erkranken. Auch verläuft in dieser Patientengruppe die Krankheit häufiger tödlich. Die Ursachen sind nicht bekannt, möglicher-

weise spielt eine wachstumsfördernde Wirkung von Insulin eine Rolle, welche die Bildung und Teilung von Tumorzellen fördert.

Darmpolypen: siehe folgendes Kapitel.

Bestehende andere Krebserkrankungen: Vor allem Gebärmutter- oder Eierstockkrebs erhöhen für Frauen das Risiko, auch an Darmkrebs zu erkranken.

So entsteht Darmkrebs

Ungefähr 90 Prozent aller Fälle von Dickdarmkrebs entstehen aus einer gutartigen Schleimhautwucherung, den sogenannten adenomatösen Polypen oder Adenomen. Bis diese zu einem bösartigen Tumor entarten, können rund zehn Jahren vergehen. Wissenschaftler bezeichnen diese Zeit als Adenom-Karzinom-Sequenz. Durch mehrere Genveränderungen (Mutationen), die zeitlich hintereinander ablaufen, entarten die gutartigen Zellen der Adenome. Das Wachstum der Zelle verläuft nicht mehr geordnet. Aus unzähligen solcher entarteten Zellen entsteht ein gutartiger Tumor, der sich zu einem bösartigen entwickeln kann. Dies sind die Schritte der Adenom-Karzinom-Sequenz:

!

Darmkrebs entsteht meist aus einer Schleimhautwucherung.

1. Eine einzelne Zelle der Darmschleimhaut teilt sich wegen mehrerer Genveränderungen unkontrolliert. Dadurch entstehen immer mehr Zellen mit dieser kritischen Erbinformation.
2. Die veränderten Zellen beginnen sich übereinander zu schieben. Dies kann anhand einer kleinen Verdickung der Darmschleimhaut erkannt werden. Es entsteht eine gutartige Geschwulst, eben der Darmpolyp (Adenom).
3. Die sich immer weiter teilenden Zellen wachsen in den Innenraum des Darms. Zu diesem Zeitpunkt ist das Adenom im Rahmen einer Darmspiegelung sichtbar und kann problemlos entfernt werden. Diese Polypen befinden sich oft viele Jahre im Darm, sie sind und bleiben in den meisten Fällen gutartig.

4. Einige Zellen des Adenoms erleiden weitere schwerwiegende Mutationen. Sie durchdringen die Darmwand, wachsen im angrenzenden Gewebe weiter und entwickeln sich zu einem bösartigen Tumor (Karzinom). Nun besiedeln die Krebszellen die gesamte Darmwand. Sie lösen sich von ihrem Zellverband, verbreiten sich über das Blut oder die Lymphflüssigkeit im ganzen Körper und können dann in anderen Organen sogenannte Tochtergeschwülste (Metastasen) bilden.

Genveränderungen – ein Pulverfass?

Zu Genveränderungen, sogenannten Mutationen, kommt es in der Regel während der Zellteilung, also der Vermehrung der Zellen. Die Zellteilung sorgt dafür, dass die Zellen, die absterben, wieder durch neue Zellen ersetzt werden. Beim Menschen sind dies rund 50 Millionen Zellen pro Sekunde. Zwar wird die Zellteilung durch verschiedene sehr komplexe Kontrollsysteme „überwacht", es kann aber trotzdem zu Fehlern und Schäden kommen. Dadurch wird die Erbinformation der beiden aus einer Zelle entstehenden Tochterzellen verändert. Man spricht hier von Mutationen, die übrigens auch durch äußere Faktoren wie Schadstoffe aus der Umwelt oder chemische Substanzen in der Nahrung, ja sogar durch zu intensive Sonneneinstrahlung initiiert werden können. Folgen solche Mutationen aufeinander, so gerät das Wachstum der betroffenen Zelle außer Kontrolle. Sie und auch alle von ihr abstammenden Tochterzellen teilen sich erheblich häufiger, und schließlich entsteht ein bösartiger Tumor. Solche Krebszellen besitzen im Vergleich zu gesunden Zellen einige spezifische Kennzeichen:

- Unkontrolliertes Wachstum und unaufhaltbare Teilung
- Verändertes Aussehen
- Einwachsen in angrenzendes Gewebe, sogenanntes invasives Wachstum
- Lösung vom Zellverband, Einwandern mit Blut oder Lymphflüssigkeit in andere Organe, wo sich Tochtergeschwülste (Metastasen) bilden

Gibt es typische Beschwerden?

Der Darmkrebs verläuft schleichend, unabhängig davon, an welcher Stelle des Darms er sitzt. Vor allem zu Beginn einer Darmkrebs-Erkrankung treten meist nur allgemeine und unspezifische Symptome auf, die auch durch andere harmlose Erkrankungen des Magen-Darm-Trakts verursacht werden können. Eigentlich handelt es sich eher um Befindlichkeitsstörungen, wie beispielsweise Leistungsminderung, Müdigkeit, Gewichtsverlust, Fieber oder Nachtschweiß. Da diese Symptome auch auf andere Krankheiten deuten können, wird Darmkrebs sehr oft zu spät erkannt. Das einzige zuverlässige frühe Zeichen für Darmkrebs ist Blut im Stuhl. Das kann jedoch auch durch Hämorrhoiden verursacht werden, eine Untersuchung kann hier Klarheit schaffen. Auf der anderen Seite kann Darmkrebs auch vorliegen, wenn kein Blut im Stuhl ist, daher darf dies nicht zur Sorglosigkeit verleiten.

„Sie fühlen sich großartig, Sie haben einen gesunden Appetit, Sie sind erst 50 ... dann haben Sie die typischen Symptome von Darmkrebs."

Mit diesen Sätzen wandte sich eine amerikanische Krebsgesellschaft (American Cancer Society) im Rahmen einer Aufklärungskampagne an die Bevölkerung der USA. Diese Aussage charakterisiert den Darmkrebs sehr gut: Er kommt schleichend und oft völlig unbemerkt. Darmkrebs ist ein bösartiger Tumor ohne Frühwarnung. Eindeutige frühe Alarmzeichen gibt es nicht.

!

Leider gibt es keine eindeutigen Symptome, die auf den Krebs hinweisen.

Das typische Beschwerdebild zeigt sich beim Darmkrebs erst im fortgeschrittenen Stadium. Deshalb spielt die Früherkennung eine äußerst wichtige Rolle, denn bei frühzeitiger Diagnose kann der Darmkrebs in 90 Prozent der Fälle geheilt werden. Damit ist Früherkennung die wohl wirksamste Waffe gegen Darmkrebs.

Sitzt der bösartige Tumor im Kolon, können beispielsweise Schmerzen im Bauchbereich auftreten, sitzt er dagegen im Mastdarm, sind die Schmerzen in Becken bzw. Lendenwirbelsäule lokalisiert. Befindet sich der Tumor auf der rechten Seite von Kolon oder Mastdarm, kann er möglicherweise sogar getastet werden. Auch eine chronische Blutarmut (Anämie), die mit blasser Gesichtsfarbe und Müdigkeit einhergeht, eingeschränkte Belastbarkeit und unbeabsichtigter Gewichtsverlust weisen auf einen bösartigen Darmtumor hin. Die Blutarmut beruht hier darauf, dass der Tumor blutet, was jedoch für das bloße Auge nicht im Stuhl erkennbar ist, sondern nur mittels des fäkalen Okkultblut-Tests (siehe Seite 40) oder im Rahmen einer Darmspiegelung (siehe Seite 42) nachgewiesen werden kann.

!

Früherkennung ist die wirksamste Waffe gegen Darmkrebs.

Ab einer gewissen Größe füllt der Tumor den Darm teilweise oder vollständig aus, was einen Darmverschluss (Ileus) verursachen kann. Symptome wie fehlender Stuhlgang und Windverhalt oder auch heftige Blähungen sprechen für einen Darmverschluss. Im weiteren Verlauf kommt es zu Erbrechen mit Kotbeimengungen, das von heftigen, anfallsartigen Schmerzen begleitet sein kann. Der Patient muss dann sofort operiert werden, wenn es sein Zustand erlaubt.

Bei einigen Darmkrebs-Patienten wächst der Tumor in ein großes Blutgefäß ein, was zu dramatischen Blutungen führt. Dehnt sich das Tumorgewebe auf die Nachbarorgane aus, kann es beispielsweise zum Verschluss der Harnröhre kommen. Der Harn staut sich dann zurück in die Niere, die schließlich ihre Arbeit einstellt. Es kommt zum Nierenversagen. Dringt der Tumor in die Harnblase oder die Scheide ein, kann Stuhl über diese beiden Organe abgehen. Starke ischiasartige Schmerzen treten auf, wenn der Tumor in das Nervengeflecht vor dem Kreuzbein einwächst.

Bei diesen Alarmzeichen müssen Sie sofort den Arzt aufsuchen!

- Blut im Stuhl
- Abgang von Blut oder Schleim mit dem Stuhl
- Abwechselnd Durchfall und Verstopfung
- Stuhl ist bleistiftdünn
- Stuhldrang, aber kein Entleerung möglich
- Öfter krampfartige Bauchschmerzen
- Häufig Übelkeit, Völlegefühl und Appetitlosigkeit
- Ständige Müdigkeit, Abgeschlagenheit, Leistungsabfall
- Unbeabsichtigter Gewichtsverlust
- Blasse Gesichtsfarbe, Blutarmut

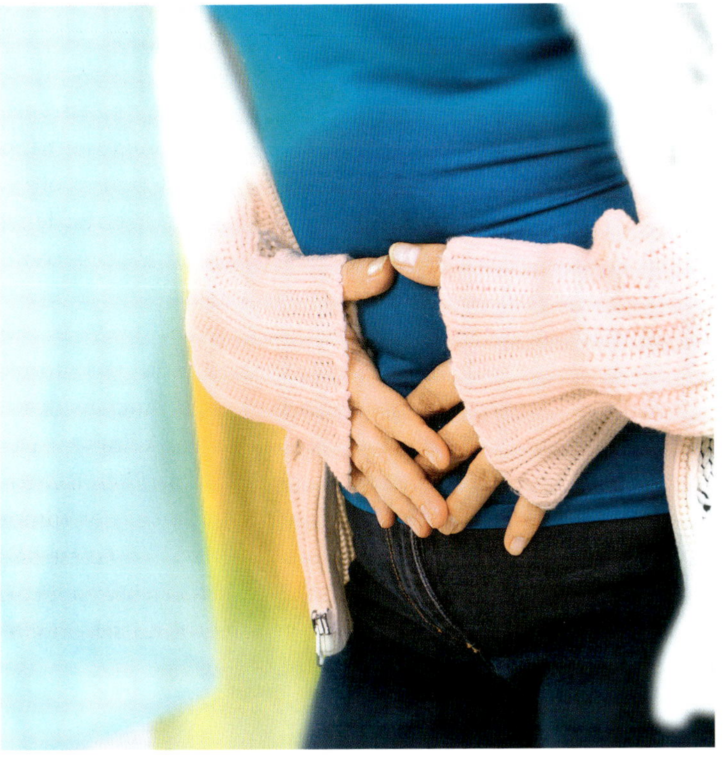

Öfter auftretende krampfartige Bauchschmerzen können ein Alarmzeichen sein.

Die verschiedenen Tumorstadien

!

Wichtig für die Beurteilung sind Merkmale und Ausdehnung des Tumors.

Um für Patienten mit Darmkrebs eine adäquate Behandlung einleiten zu können, müssen Merkmale und Ausdehnung des bösartigen Tumors bestimmt werden. Man kann hier sozusagen von einem „Steckbrief" des Tumors sprechen.

Dazu gehören unter anderem Zelltyp, Grad der Bösartigkeit, Wachstum, Invasivität und Metastasierung. Diese Merkmale bestimmt der Arzt in den diversen Untersuchungen und auch operativen Eingriffen (siehe Seite 62). Liegen die Ergebnisse vor, ermittelt er das exakte Stadium der Krankheit (Staging) und die Aggressivität des Tumors, also seine Gewebeeigenschaften (Grading).

Staging

!

Die nach dem Buchstaben folgende Zahl steht für das jeweilige Stadium von T, N und M.

Um die Ausbreitung des Tumors im Körper zu beschreiben, wird das Tumorwachstum in bestimmte Stadien eingeteilt. Dafür wird international das TNM-System verwendet.

- T steht für Tumor; Beschreibung von Größe und Ausdehnung des Ersttumors im Darm (Primärtumor).
- N steht für angrenzende Lymphknoten (N für nodus = Knoten), die von Tumorzellen befallen sind.
- M steht für das Fehlen oder Vorhandensein von Tochtergeschwülsten (Metastasen) in anderen Organen.

T1 bis T4 und Tis: Je höher die Zahl, desto stärker hat sich der bösartige Tumor in der Darmwand oder im umgebenden Gewebe ausgebreitet.

- Tis: Sehr frühe Form des Tumors („Carcinoma in situ"); Krebszellen sind hier nur in den oberen Schichten der Darmschleimhaut lokalisiert.
- T1: Der Primärtumor erstreckt sich nur auf die Darmschleimhaut.

- T2: Der Primärtumor hat zusätzlich auch die Muskulatur der Darmwand befallen.
- T3: Der Primärtumor ist in alle Schichten der Darmwand eingewandert.
- T4: Der Primärtumor ist in benachbartes Gewebe/Organe eingewandert.

!

T1 N0 M0 bedeutet nach der TMN-Regelung: ein Karzinom im Frühstadium ohne Lymphknoten und Metastasierung.

N0 bis N2: Der Zustand der Lymphknoten wird beschrieben.
- N0: Die dem Tumor benachbarten Lymphknoten sind frei von Tumorzellen.
- N1: Ein bis drei dem Tumor benachbarte Lymphknoten sind von Tumorzellen befallen.
- N2: Vier oder mehr Lymphknoten in der näheren Umgebung des Tumors sind von Tumorzellen befallen.

M0 bis M1: Metastasen (in anderen, entfernten Organen) werden wie folgt eingeteilt:
- M0: Es sind keine Metastasen in anderen Organen vorhanden.
- M1: Es sind Metastasen in anderen Organen nachweisbar.

Die TNM-Klassifikation wird durch einige weitere Kürzel vervollständigt:
- Steht anstelle einer Zahl ein „x“, so sind die Eigenschaften des Tumors noch nicht geklärt (z. B. T2 Nx Mx).
- Steht vor den Buchstaben TNM ein „c“, beruht die TNM-Klassifikation auf den klinischen (c = engl. clinical) Untersuchungen vor der Operation (z. B. cT2 N1 M0).
- Steht ein „p“ vor dem Buchstaben, wurde das Tumorgewebe nach der Operation mikroskopisch untersucht; Mediziner sprechen hier von einem pathohistologischen Befund (z. B. pT2 pN1 pM0).
- Ein „m“ nach der Zahl zeigt an, dass mehrere voneinander unabhängige (multiple) Tumoren gefunden wurden, die

jedoch keine Metastasen des Primärtumors sind (z. B. T1(m) N0 M0).

- Ein „r" vor dem T besagt, dass es sich um einen Rückfall, ein sogenanntes Rezidiv handelt (z. B. rT3 N1 M0).

Mithilfe der TNM-Klassifikation wird das Krankheitsstadium bestimmt, dafür wird international die Einteilung der „Union Internationale Contre le Cancer" (UICC) verwendet:

Die Krankheitsstadien nach UICC

STADIUM (UICC)	T	N	M
Stadium 0	Tis	N0	M0
Stadium I	T1, T2	N0	M0
Stadium II	T3, T4	N0	M0
Stadium III	jedes T	N1, N2	M0
Stadium IV	jedes T	jedes N	M1

Grading

Das bei der Operation entfernte Tumorgewebe wird im Labor begutachtet und charakterisiert (Grading). Nur eine mikroskopische Untersuchung liefert ausreichende Informationen zur Aggressivität und Bösartigkeit des Darmtumors. Das Grading gibt darüber Auskunft, wie ähnlich das Tumorgewebe noch dem ursprünglichen Darmgewebe ist. Je entarteter – undifferenziert – die Tumorzellen bereits sind, desto aggressiver ist der Tumor. Ein aggressiver Tumor wächst schneller, bildet früher Metastasen in anderen Organen. Medizinisch wird dieser Sachverhalt so ausgedrückt: Undifferenzierte Tumorzellen zeigen eine hohe Malignität (Bösartigkeit), gut differenzierte eine niedrige Malignität. Beim Grading werden vier Malignitätsgrade unterschieden (siehe Tabelle).

!

Bei der Untersuchung des Tumorgewebes im Labor wird der Malignitätsgrad festgestellt.

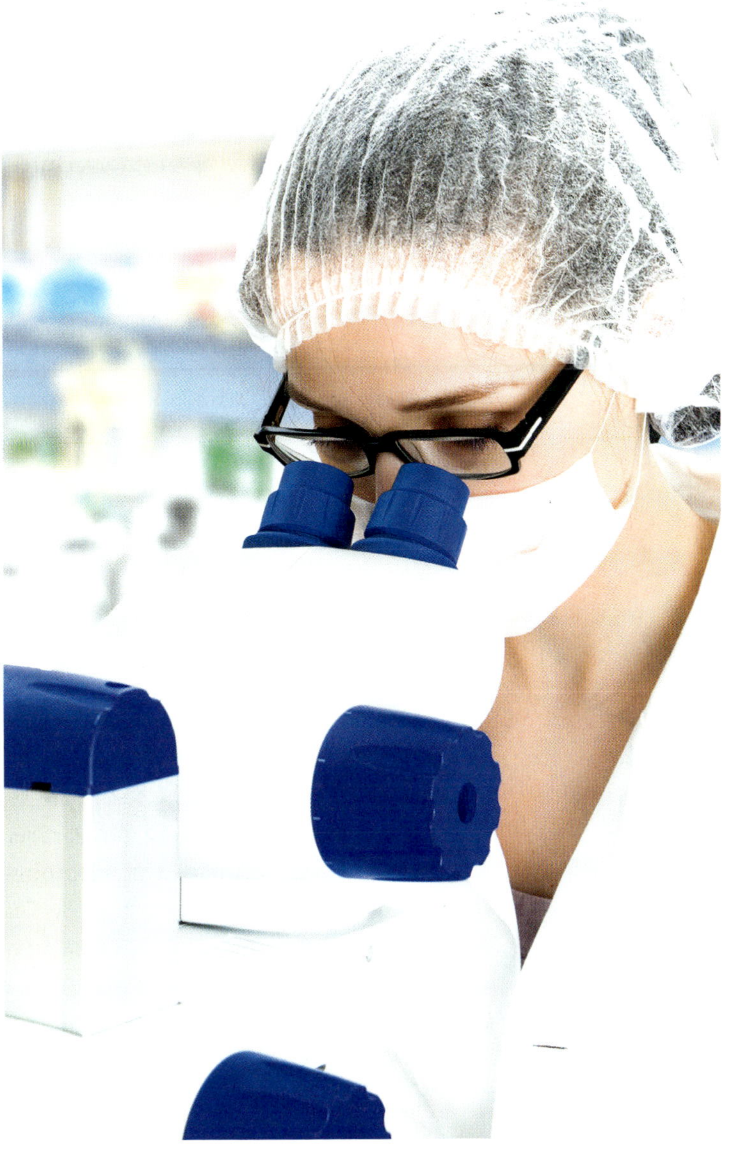

Das bei der Operation entfernte Tumorgewebe wird im Labor begutachtet und charakterisiert.

Die Malignitätsgrade

G1: geringer Malignitätsgrad	Tumorzellen sind gut differenziert, sie sehen noch aus wie die Zellen der Darmwandschleimhaut
G2: mittlerer Malignitätsgrad	Tumorzellen sind mäßig differenziert
G3: hoher Malignitätsgrad	Tumorzellen sind schlecht differenziert, ihr Aussehen unterscheidet sich also deutlich von dem normaler Zellen der Darmschleimhaut
G4: sehr hoher Malignitätsgrad	Tumorzellen sind vollständig undifferenziert, ihr Aussehen entspricht überhaupt nicht dem normaler Zellen der Darmschleimhaut

Residualer Tumorstatus

Nach der Operation wird noch eine weitere Klassifikation durchgeführt, die R-Klassifikation. Sie entscheidet mit über Prognose und Therapie. Die R-Klassifikation beschreibt, ob der Darmtumor vollständig entfernt werden konnte oder ob ein Resttumor im Körper verblieben ist (residualer Tumorstatus). Dafür wird untersucht, ob die Schnittränder des entfernten Gewebes frei von Tumorgewebe sind. Ist dies der Fall, wurde der Tumor „im Gesunden" herausgeschnitten, wie es die Mediziner nennen. In der Klassifikation ist R die Abkürzung für Residualtumor, also Resttumor (siehe Tabelle).

Die R-Klassifikation

R0: kein Resttumor vorhanden	Unter dem Mikroskop und mit bloßem Auge kein Tumor mehr sichtbar; vollständige Entfernung im Gesunden, sogenannte R0-Resektion
R1: Resttumor vorhanden	Resttumor nur unter dem Mikroskop zu erkennen
R2: Resttumor vorhanden	Resttumor oder Metastasen mit bloßem Auge zu erkennen

Wie groß ist das Risiko, dass sich Metastasen bilden?

Bei rund 25 bis 30 Prozent der Darmkrebspatienten bestehen zum Zeitpunkt der Diagnose bereits Metastasen in anderen Organen. In 75 Prozent der Fälle befinden sich diese Tochtergeschwülste in der Leber, in 15 Prozent der Fälle in der Lunge. Deutlich seltener betroffen sind Nieren, Gehirn oder Knochenmark.

!

Bei einigen Patienten bestehen zum Zeitpunkt der Diagnose bereits Metastasen.

Von Metastasen spricht der Mediziner, wenn sich in anderen Körperregionen oder Organen neue bösartige Tumoren gebildet haben, deren Zellen aus dem Ursprungstumor (Primärtumor) im Darm stammen. Tumorzellen lösen sich aus dem Darmtumor und kommen über die Blut- oder Lymphbahnen an eine andere Körperstelle. Dort vermehren sich die Tumorzellen wieder und bilden eine Metastase.

Verbreiten sich die Tumorzellen über die Lymphgefäße (lymphogene Metastasierung), bilden sich Metastasen zuerst in den Lymphknoten, und zwar in denen, die an der Bauchschlagader, an der Beckenwand oder im Leistenbereich liegen – je nach Lokalisation des Primärtumors.

Wenn der Tumor im Darm in das Blutgefäßsystem eingewachsen ist, verbreiten sich die Tumorzellen über die Blutbahn (hämatogene Metastasierung), die Metastasen entstehen dann am häufigsten in Leber und Lunge. Sitzt der Primärtumor im Dickdarm, gelangen die Tumorzellen über die Blutgefäße zuerst in die Leber, sitzt er im Mastdarm, erreichen die Tumorzellen zuerst die Lunge.

Doch nicht nur der Verbreitungsweg definiert die Metastasen, sondern auch ihre Lokalisierung.

- So entstehen lokale Metastasen in der unmittelbaren Umgebung des Primärtumors.
- Von regionären Metastasen wird gesprochen, wenn sie in den Lymphknoten sitzen, die nahe am Primärtumor liegen.
- Bei Fernmetastasen handelt es sich um Tochtergeschwülste, die sich in entfernten Organen bilden.

Metastasen in Leber oder Lymphknoten werden mittels Ultraschall diagnostiziert.

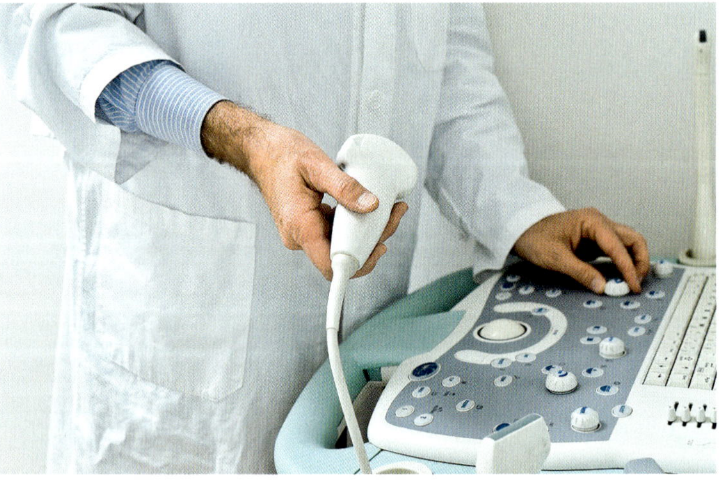

Metastasen in der Leber oder in Lymphknoten werden mittels Ultraschall (siehe Seite 54) diagnostiziert. Hinweise auf Lungenmetastasen geben Röntgenaufnahmen (siehe Seite 52) des Brustraums (Thorax). Eine Computertomographie (siehe Seite 49) liefert weitere Informationen. Metastasen in Gehirn oder Skelett werden ebenfalls in der Computertomographie sichtbar. Da Metastasen selbst noch Jahre nach einer eigentlich als erfolgreich eingestuften Operation auftreten bzw. wiederkehren können, müssen vor allem Darmkrebspatienten im Krankheitsstadium II regelmäßig kontrolliert werden.

!

Zu den Therapiemethoden bei Metastasierung siehe Seite 60, 75.

Die operative Entfernung von Leber- oder Lungenmetastasen sollte nur dann erwogen werden, wenn auch der Primärtumor operativ angegangen wird oder wurde. Außerdem sollten sich in anderen Organen keine weiteren Metastasen gebildet haben. Ob eine Operation sinnvoll ist oder nicht, hängt auch davon ab, ob nach dem Eingriff noch ausreichend funktionsfähiges Leber- bzw. Lungengewebe verbleibt. Berücksichtigt werden muss außerdem der allgemeine Gesundheitszustand des betroffenen Patienten.

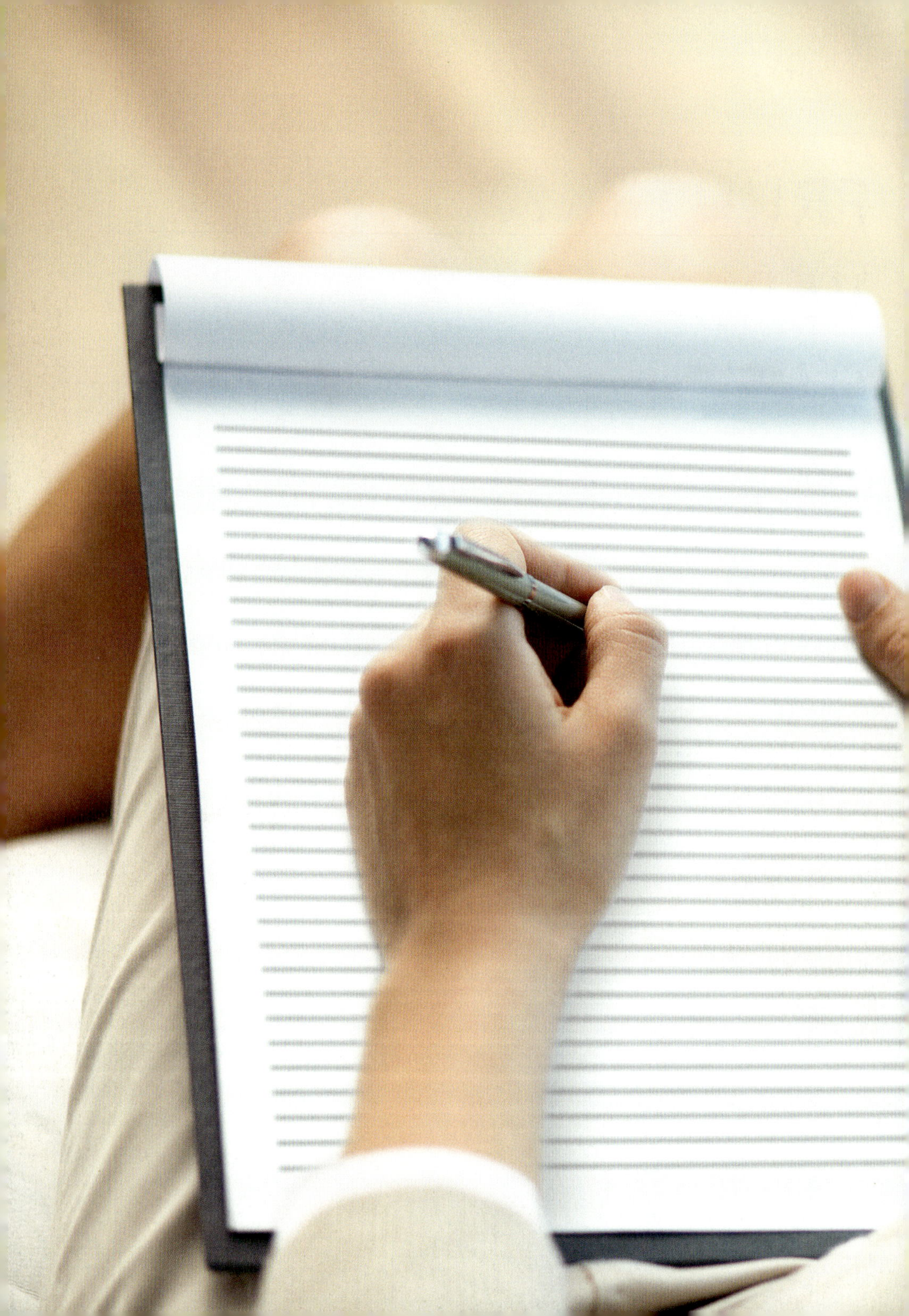

FRÜHERKENNUNG VERRINGERT DAS RISIKO

Je früher der Krebs erkannt wird, desto größer sind die Heilungschancen. In diesem Kapitel erfahren Sie alles über die verschiedenen Untersuchungen zur Früherkennung von Darmkrebs – mit all ihren Vor- und Nachteilen. Die Methoden sind inzwischen vergleichsweise sanft, einige Vorsorgeuntersuchungen zählen zugleich zu den Diagnoseverfahren. Nutzen Sie die Möglichkeiten!

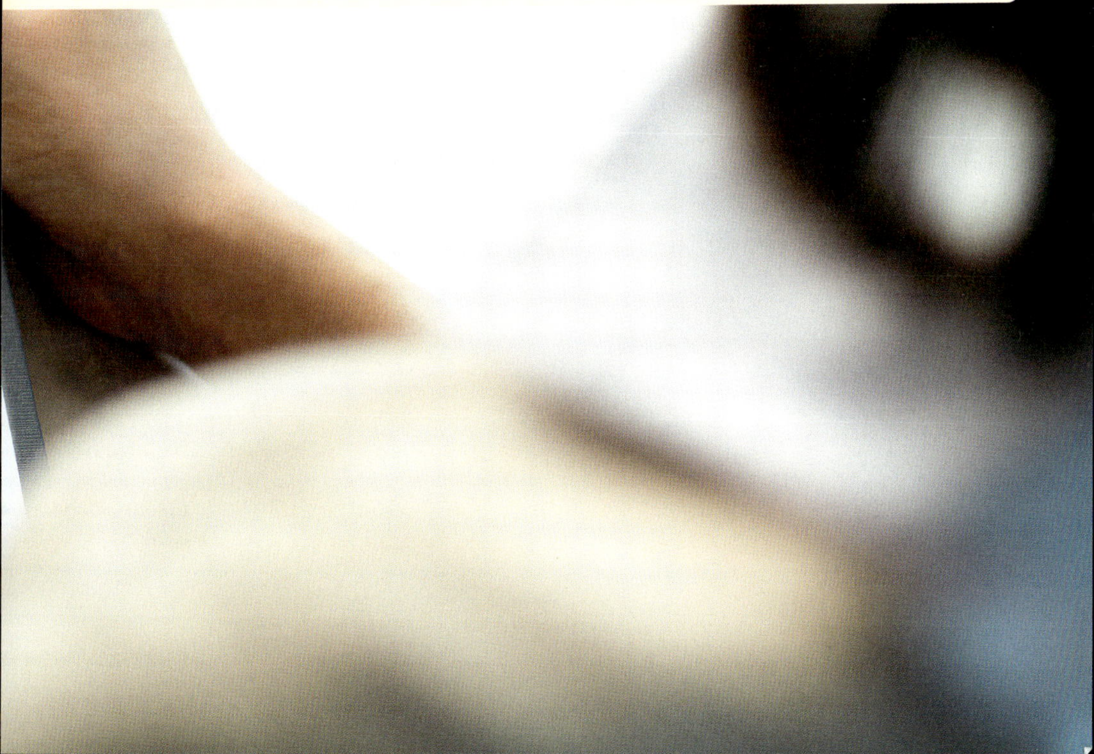

Warum Früherkennung so wichtig ist

Darmkrebs kann durch Früherkennung verhindert bzw. nahezu geheilt werden. Inzwischen sind die Menschen auch ganz gut über Darmkrebs informiert. Eine Umfrage der Stiftung LebensBlicke aus dem Jahre 2008 zeigt: In Deutschland wissen 85 Prozent der Menschen ab dem 16. Lebensjahr, dass es gute Methoden zur Früherkennung von Darmkrebs gibt. Von den Personen über 50 Jahren gaben nur 15 Prozent an, sich noch nie mit dem Thema Darmkrebs befasst zu haben. Trotzdem nutzen längst nicht alle die Möglichkeiten zur Vorsorge.

In den letzten Jahren hat sich die Zahl der entdeckten Darmkrebs-Neuerkrankungen erhöht. Dies ist auf die neuen, verbesserten und ausführlicheren Diagnosemethoden und auch auf die längere Lebenserwartung der Bevölkerung zurückzuführen. Trotz mehr Neuerkrankungen ist die Anzahl der auf Darmkrebs basierenden Todesfälle zurückgegangen.

!

Die Zahl der entdeckten Darmkrebs-Neuerkrankungen ist aufgrund besserer Diagnosemethoden gestiegen.

Folglich hat sich die Überlebensrate erheblich verbessert: Lag sie vor zehn Jahren noch unter 50 Prozent, so sind es heute deutlich über 60 Prozent. Auf der anderen Seite meinen aber laut Umfrage immer noch drei von vier Befragten, eine Vorsorgeuntersuchung sei erst dann notwendig, wenn der Darm Beschwerden verursacht – eine unter Umständen tödliche Einstellung!

Anhand eines Fragebogens bzw. Selbsttestes können Sie mithilfe von nur fünf Fragen feststellen, ob bei Ihnen ein erhöhtes Darmkrebsrisiko besteht. Der Fragebogen ist über die Geschäftsstelle der Stiftung LebensBlicke erhältlich oder kann im Internet unter www.lebensblicke.de/fragebogen interaktiv ausgefüllt werden.

Welche Untersuchungen zur Vorsorge und Diagnose gibt es?

Ideal ist es, wenn Sie spätestens ab dem 50. Lebensjahr die Vorsorgeuntersuchungen wahrnehmen, die teilweise von den gesetzlichen Kassen bezahlt werden. Dazu gehören:

- Tastuntersuchung des Enddarms mit dem Finger
- Test auf verstecktes (okkultes) Blut im Stuhl
- Darmspiegelung (Koloskopie)
- Kapselendoskopie
- Virtuelle Koloskopie

Wenn Sie aufgrund familiärer Vorbelastung als Risikopatient gelten oder wenn die Ergebnisse der Untersuchungen auf ein Risiko hindeuten, haben Sie auch schon vor dem 50. Lebensjahr Anspruch auf weitergehende Untersuchungen.

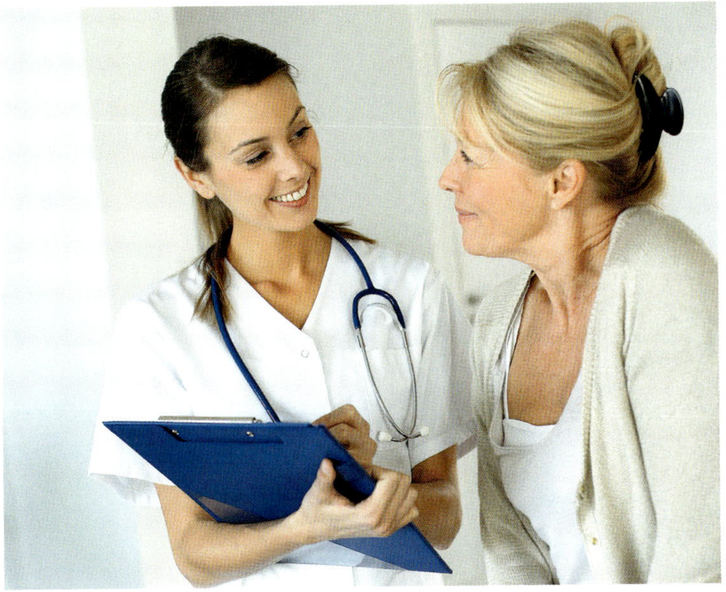

Ideal ist es, wenn Sie spätestens ab dem 50. Lebensjahr die Vorsorgeuntersuchungen wahrnehmen.

!

Diese Untersuchungen bezahlt Ihre Krankenkasse.

Von der gesetzlichen Krankenkasse bezahlte Vorsorgeuntersuchungen

Altersunabhängig	Tastuntersuchung: allgemeine körperliche Untersuchung und Untersuchung des Enddarms mit dem Finger	**Vorteil:** einfach durchzuführen	**Nachteil:** unangenehme Untersuchung
Ab 50 Jahren	Einmal pro Jahr ein Test auf verborgenes Blut im Stuhl	**Vorteil:** einfach durchzuführen	**Nachteil:** nur geringe Sicherheit
Ab 55 Jahren	Anspruch auf die erste Darmspiegelung	**Vorteil:** hohe Sicherheit, gleichzeitige Entfernung von Adenomen möglich	**Nachteil:** unangenehme Untersuchung
	Wird die Darmspiegelung nicht in Anspruch genommen, zweimal jährlich Test auf verborgenes Blut im Stuhl	**Vorteil:** einfach durchzuführen	**Nachteil:** nur geringe Sicherheit
Mindestens zehn Jahre nach der ersten Darmspiegelung	Anspruch auf zweite Darmspiegelung, wenn die erste unauffällig war	**Vorteil:** hohe Sicherheit, gleichzeitige Entfernung von Adenomen möglich	**Nachteil:** unangenehme Untersuchung

Die Vorsorgeuntersuchungen führt ein praktischer Arzt durch – beispielsweise Ihr Hausarzt –, der zunächst Ihre Krankengeschichte aufnimmt (Anamnese). Danach wird er Sie gründlich körperlich untersuchen. Dazu gehört die Tastuntersuchung des Mastdarms, wobei der Mastdarm durch den After mit dem Finger ausgetastet wird. Im Rahmen dieser Untersuchung werden auch der Schließmuskel und bei Männern die Prostata beurteilt. So können bereits über die Hälfte der im Mastdarm lokalisierten bösartigen Tumoren entdeckt werden. Karzinome, die in anderen Darmbereichen sitzen, bleiben jedoch unentdeckt.

Untersuchungen zur Diagnose von Darmkrebs

Haben die Untersuchungen Hinweise auf eine mögliche Krebserkrankung ergeben oder wurden bereits Adenome gefunden, die als Darmkrebsvorstufe gelten, wird der Arzt mit Ihnen weitere Möglichkeiten erörtern, um die Diagnose abzusichern. Welche Untersuchungen in Frage kommen, hängt von verschiedenen Kriterien ab, die Kosten werden nicht in allen Fällen von den Krankenkassen übernommen. Die drei Varianten der Koloskopie gehören sowohl zu den Vorsorgeuntersuchungen als auch zu den Diagnoseverfahren:

- Darmspiegelung (Koloskopie)
- Kapselendoskopie
- Virtuelle Koloskopie (Kolonographie)
- Computertomographie (CT)
- Magnetresonanztomographie (MRT)
- Röntgen
- Ultraschall
- Positronen-Emissions-Tomographie (PET)

Stuhluntersuchung

Ein wichtiger Hinweis auf Darmkrebs kann Blut im Stuhl sein, denn Darmtumoren bluten häufiger als die gesunde Darmschleimhaut. Doch mit bloßem Auge ist dieses Blut in der Regel nicht zu erkennen. Deswegen gehört die Untersuchung auf verborgenes (okkultes), also mit den bloßen Augen nicht sichtbares Blut im Stuhl zu den Vorsorgeuntersuchungen, die von den gesetzlichen Krankenkassen bezahlt werden. Für den Test erhalten die Patienten vom Arzt oder in der Apotheke ein sogenanntes Testbriefchen. Auf die Testfelder wird eine ungefähr erbsengroße Stuhlprobe – und zwar Proben von drei aufeinanderfolgenden Stuhlgängen – auf die Testfelder gegeben. Im Labor wird eine Flüssigkeit auf die Proben gegeben, und wenn sich ein Feld blau färbt, ist das ein Hinweis auf Blut im Stuhl. Dieses Testverfahren wird auch als Guajak-basierter Stuhltest bezeichnet.

!

Der Guajak-basierte Stuhltest ist leicht durchzuführen, jedoch nicht sehr zuverlässig.

Dieser Test ist leicht durchzuführen, bietet jedoch nur eingeschränkte Sicherheit. Das bedeutet, dass das Fehlen von Blutspuren im Stuhl das Vorliegen von Darmkrebs nicht sicher ausschließen kann, denn ein Tumor kann, muss jedoch nicht zwangsläufig bluten. Andererseits zeigt nicht jedes positive Ergebnis einen Darmkrebs an, denn auch Polypen oder Hämorrhoiden können bluten. Verfälscht werden kann das Ergebnis auch durch bestimmte Nahrungsmittel, wenn Sie zum Beispiel vor der Untersuchung größere Mengen an Fleisch oder Wurst gegessen oder hoch dosiertes Vitamin C (mehr als 500 mg) zu sich genommen haben. Dem Testbriefchen ist deshalb eine Liste beigelegt, auf der die Lebensmittel aufgeführt sind, die Sie vor dem Test nicht essen dürfen.

Auch bei einem unauffälligen Testergebnis müssen Sie den Stuhlgang weiter beobachten: Sind Blutspuren zu sehen? Tritt plötzlich Durchfall bzw. Verstopfung auf?

Trotz seiner Nachteile wird der Test auf nicht sichtbares Blut im Stuhl als einfache und geeignete Methode zur Darmkrebsfrüherkennung beurteilt. Große Studien zeigen, dass durch die regelmäßige Durchführung des Tests – einmal jährlich ab dem 50. Lebensjahr – einer von vier auf Darmkrebs beruhenden Todesfällen verhindern kann. Neben dem Gujak-basierten Stuhltest gibt es auch immunologische Stuhltests, die jedoch von den gesetzlichen Krankenkassen nicht bezahlt, sondern als sogenannte individuelle Gesundheitsleistungen (IGeL) angeboten werden. Diese Verfahren weisen Blutspuren im Stuhl nicht auf chemischem Weg nach, sondern mithilfe spezifischer Antikörper gegen bestimmte Blutbestandteile. Mit diesen Tests lassen sich Darmkrebs und seine Vorstufen besser nachweisen als mit dem herkömmlichen Test auf verborgenes Blut im Stuhl. Zurzeit werden hier noch verschiedene Tests angeboten, die von unterschiedlicher Qualität sind. Es ist aber davon auszugehen, dass in Deutschland geeignete immunologische Tests den herkömmlichen Gujak-basierten Test ablösen werden.

!

Wird er regelmäßig durchgeführt, kann der Stuhltest Leben retten.

Info Selbstzahlerleistungen

Individuelle Gesundheitsleistungen, kurz IGeL genannt, werden üblicherweise als „Selbstzahlerleistungen" bezeichnet. Gemeint sind damit alle Leistungen, deren Kosten von den gesetzlichen Krankenkassen nicht übernommen werden, sondern die der Patient selbst übernehmen muss. Da die verschiedenen Kassen jedoch unterschiedlich viele Leistungen übernehmen, ist folgende Definition wohl eindeutiger: Unter IGeL sind alle Leistungen zu verstehen, die nicht zum festgeschriebenen Leistungskatalog der gesetzlichen Krankenkassen gehören, also Leistungen, die eine Kasse nicht zahlen muss. Zu den IGeL gehören damit Leistungen, die per Gesetz nicht zu den Aufgaben der GKV gehören, beispielsweise Atteste und Reiseimpfungen. Doch hauptsächlich handelt es sich um medizinische Maßnahmen zu Vorsorge, Früherkennung und Therapie von Krankheiten, deren Nutzen in vielen Fällen nicht bewiesen werden konnte.

Darmspiegelung (Koloskopie)

!

Eine Darmspiegelung ist unangenehm – aber sehr sicher.

Die Darmspiegelung (Koloskopie) gehört sowohl zu den Früherkennungs- als auch zu den Diagnoseverfahren. Bei einem positiven Stuhltest ist sie zwingend erforderlich.

Bei der sehr genauen und umfassenden Koloskopie wird der gesamte Dickdarm untersucht. Auf diese Weise können nicht nur bereits bestehende bösartige Tumoren, sondern auch Polypen, also die frühe Vorstufe des Darmkrebses, festgestellt werden. Als Früherkennungsmaßnahme genügt eine Darmspiegelung alle zehn Jahre, denn wie bereits auf Seite 21 beschrieben, dauert es einige Jahre, bis aus Polypen ein bösartiger Tumor entsteht. Ein großer Vorteil der Koloskopie ist, dass bereits während des Eingriffs alle Vor- und Frühstadien des Darmkrebses restlos entfernt werden können. So kann sich kein Krebs mehr bilden.

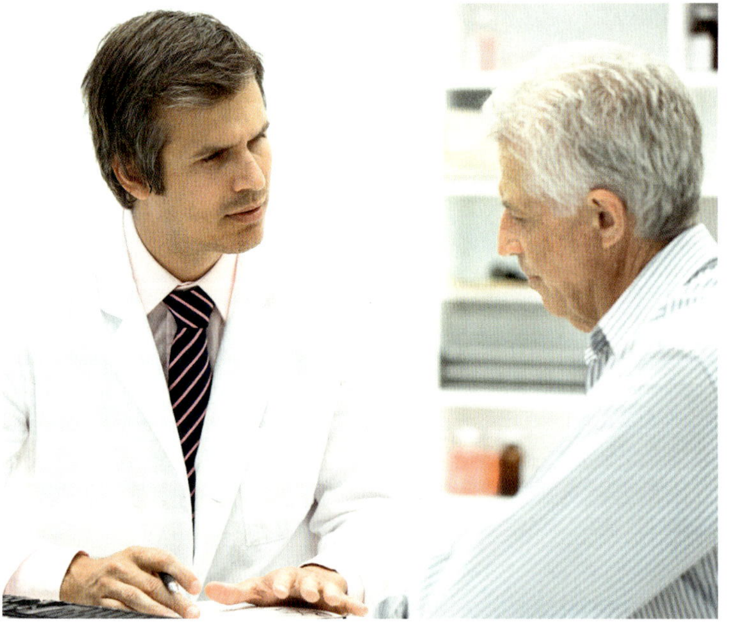

Ein Gespräch mit Ihrem Arzt kann helfen, eventuell vorhandene Ängste vor der Untersuchung abzubauen.

Die Darmspiegelung ist also sehr sicher, jedoch ziemlich unangenehm und manchmal auch schmerzhaft. Allerdings ist es heute möglich, vor der Darmspiegelung eine Kurznarkose zu bekommen. Wenn Sie sich dafür entscheiden, „verschlafen“ Sie den Eingriff, benötigen anschließend nur noch eine kurze Erholungspause und können dann bereits wieder nach Hause gehen.

Zwei Möglichkeiten der Narkose bei Koloskopie

1. Sie bekommen eine sogenannte Schlafspritze mit dem Medikament Midazolam, dadurch fallen Sie in eine Art Dämmerzustand. Wird eine ausreichende Schlaftiefe nicht erreicht, kann zusätzlich ein stark wirksames Opioid gegeben werden. Eine vollkommene Schmerzfreiheit ist bei diesem Verfahren jedoch nicht gewährleistet.
2. Völlige Schmerzfreiheit wird durch die Sedierung mit dem Narkotikum Propofol erzielt. Hier werden Sie durch das Narkotikum in Kombination mit einem stark wirksamen Opioid in Tiefschlaf versetzt und spüren von dem Eingriff nichts mehr. Atmung und Kreislauf werden durch einen Facharzt für Anästhesie permanent und kontinuierlich überwacht. Aufgrund der guten Steuerbarkeit dieser modernen Narkosemittel können Sie ungefähr 60 Minuten nach der Untersuchung die Praxis mit einer Begleitperson verlassen.

Wichtig für den Erfolg der Koloskopie: ein sauberer Darm

Vor einer Darmspiegelung muss der Darm sehr gründlich gereinigt werden. Von der Qualität dieser Reinigung hängen diagnostische und therapeutische Sicherheit der Untersuchung ab, denn nur ein sauberer Darm erlaubt dem Arzt die optimale Inspektion der Darmschleimhaut, um auch kleine Gewebeveränderungen zu erkennen. Deshalb müssen schon einige Tage vor der Untersuchung einige Regeln eingehalten werden.

!

Nur ein sauberer Darm erlaubt eine optimale Inspektion der Darmschleimhaut.

Einige Tage vor der Darmspiegelung dürfen Sie noch fast alles essen. Erlaubt sind Brötchen, Grau- oder Weißbrot, Brotaufstrich, Reis, Nudeln, Gemüse, Wurst und Käse. Dagegen sollten Sie auf kleine Körner, wie sie in Müsli, Körnerbrot oder -brötchen zu finden sind, verzichten. Auch Obst und Gemüse mit Kernen wie Tomaten, Weintrauben, Kiwis oder Gurken sollten Sie einige Tage vor der Untersuchung nicht mehr verzehren. Bis zum Tag vor der Darmspiegelung dürfen Sie alles trinken, doch am Tag vor sowie am Tag der Untersuchung sind nur helle und klare Getränke erlaubt, also Wasser, Apfelsaftschorle oder klare isotonische Sportgetränke. Dunkle und trübe Getränke wie Kaffee, schwarzer Tee, rote oder trübe Fruchtsäfte sind dagegen verboten, da sie die Sicht für den Untersucher erschweren. Wenn Sie regelmäßig Eisenpräparate oder andere Medikamente, zum Beispiel zur Blutverdünnung, einnehmen, sollten Sie mit dem Arzt besprechen, ob und wie die Medizin in der Woche vor der Untersuchung einzunehmen ist.

Am Tag vor sowie am Tag der Untersuchung sind nur helle und klare Getränke erlaubt.

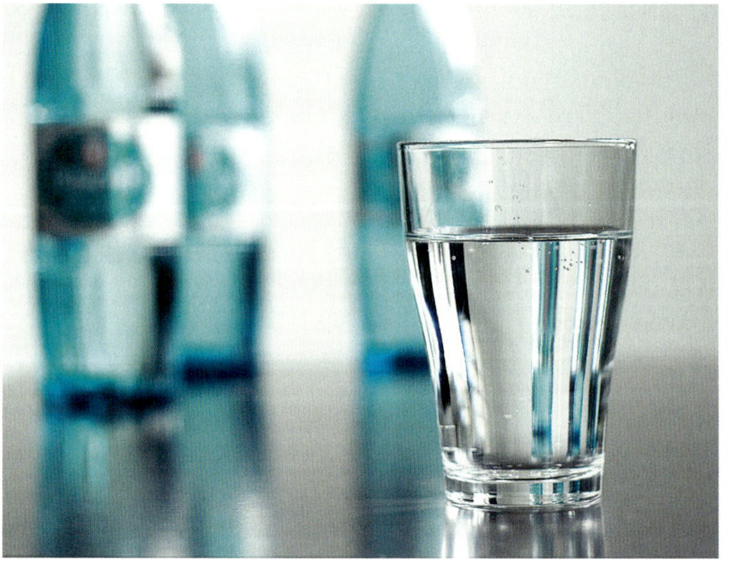

Sie beginnen mit der Darmreinigung meist am Tag vor der Untersuchung. Der Arzt sagt Ihnen, welches Präparat Sie zu welchem Zeitpunkt einnehmen müssen. Unabhängig davon ist es wichtig, dass Sie ausreichend trinken. Am Tag vor der Darmspiegelung sind ein leichtes Frühstück und eine klare Brühe ohne Einlage zu Mittag erlaubt. Das Abendessen ist gestrichen. Besteht Ihr Stuhlgang nur noch aus hellgelber, klarer Flüssigkeit, ist dies ein Zeichen dafür, dass der Darm gründlich gereinigt ist. Diese ganze Prozedere ist zwar nicht sehr angenehm, aber sehr wichtig für eine erfolgreiche Darmspiegelung.

So funktioniert die Koloskopie

Für die Untersuchung liegen Sie seitlich auf der Liege. Nach Austasten des Afters mit dem Finger wird unter leichter Luftzufuhr ein dünner, biegsamer Schlauch – das Endoskop – eingeführt und im Darm Stück für Stück bis in den Blinddarm vorgeschoben. An der Spitze des Schlauchs befinden sich eine Lichtquelle, die die Organoberfläche beleuchtet, und eine winzige Kamera, mit der der gesamte Darm schrittweise untersucht und fotografiert wird. Die Fotos erscheinen auf einem Bildschirm und können aufgezeichnet werden.

Die genaue Beurteilung der Darmstrukturen erfolgt vor allem beim Rückzug des Endoskops. Da das Endoskop einen Arbeitskanal enthält, können Flüssigkeiten abgesaugt oder Spezialinstrumente zu diagnostischen oder Behandlungszwecken eingebracht werden. So können mithilfe einer kleinen Zange, die durch den Arbeitskanal geführt wird, schmerzlos stecknadelkopfgroße Gewebeproben zu feingeweblichen Untersuchungen (Biopsie) entnommen werden.

Wird während der Untersuchung ein Polyp entdeckt, so wird dieser mit einer Spezialzange oder einer speziellen Elektroschlinge schmerzlos abtragen und anschließend zur mikroskopischen Beurteilung ins Labor gesendet. So bleibt Ihnen eine weitere Operation erspart. Die Untersuchung dauert in der Regel nicht länger als 15 bis 20 Minuten. Danach können Sie normalerweise sofort wieder essen und trinken.

!

Zu Komplikationen kommt es bei einer Darmspiegelung nur sehr selten.

Da bei der Darmspiegelung ein Endoskop in den Darm eingeführt wird, birgt sie ein gewisses Risiko. Durch die Untersuchung können – äußerst selten – leichte Blutungen auftreten. In extrem seltenen Fällen – Fachleute schätzen dieses Risiko auf geringer als 1:10.000 – kann es zu schweren, eventuell auch lebensbedrohlichen Komplikationen wie Durchstechen des Darms kommen.

Bei der hier beschriebenen Koloskopie wird der gesamte Dickdarm untersucht, was bei einem positiven Stuhl-Blut-Test zwingend notwendig ist. Es gibt jedoch auch Darmspiegelungen mit geringerem Umfang: So wird bei einer Rektosigmoidoskopie nur den Mastdarm untersucht und die Sigmoidoskopie – die sogenannte kleine Darmspiegelung – ist eine Untersuchung des höher gelegenen Dickdarmabschnitts.

Darmspiegelung ist sicher

Im Rahmen des Darmkrebsmonats März 2013 wurde für die Teilnahme an der Darmkrebsvorsorge geworben. Am zuverlässigsten ist hier die Darmspiegelung. Seit 2002 ist die Darmspiegelung für Versicherte ab dem 55. Lebensjahr Bestandteil des gesetzlichen Programms zur Krebsfrüherkennung, doch leider nimmt nur jeder Fünfte der Berechtigten dieses Angebot wahr. Angst vor der Diagnose, aber auch Angst vor der Untersuchung bzw. vor den Komplikationen werden am häufigsten als Grund genannt.

Eine aktuelle Studie aus dem Deutschen Krebsforschungszentrum bestätigte nun die hohe Sicherheit dieser Untersuchungsmethode. Es zeigte sich, dass nur etwa 5 von 10.000 Untersuchungen zu einer Darmblutung führten, die eine Klinikeinweisung erforderte. Auch Verletzungen der Darmwand traten sehr selten auf, und zwar weniger als 1-mal pro 1.000 Untersuchungen. Todesfälle und andere Komplikationen wie Schlaganfall oder Herzinfarkt kamen nicht häufiger vor als in der Kontrollgruppe. Ausgewertet wurden die Daten von 33.000 AOK-Versicherten, die sich zwischen 2001 und 2008 einer ambulanten

Darmspiegelung unterzogen hatten. Als Kontrollgruppe dienten 33.000 Versicherte, die die Vorsorgeuntersuchung nicht wahrgenommen hatten.

Kapselkoloskopie – Alternative zur herkömmlichen Darmspiegelung

Eine sehr gute Alternative zur konventionellen Darmspiegelung stellt die relativ neue Methode der Kapselkoloskopie dar. Dieses Verfahren ist nahezu frei von Komplikationen, völlig schmerzfrei und weder ein Eingriff noch eine Kurznarkose sind notwendig. Allerdings ist sie noch nicht so zuverlässig wie eine konventionelle Darmspiegelung. Ein weiterer Nachteil ist, dass während der Untersuchung keine Gewebeproben entnommen bzw. Polypen abgetragen werden können. Sollte dies notwendig sein, muss anschließend eine konventionelle Darmspiegelung vorgenommen werden.

!

Die Kapselkoloskopie ist eine gute Alternative zur Darmspiegelung, aber nicht ganz so zuverlässig.

Das Verfahren ist einfach: Sie schlucken eine Kapsel mit glatter Oberfläche, die aussieht wie eine große längliche Tablette. Diese Kapsel „reist“ über einen Zeitraum von mehreren Stunden durch den Magen-Darm-Kanal und wird auf natürlichem Weg wieder ausgeschieden und weggespült. In der Kapsel befindet sich hoch entwickelte optische Technik: Mit dieser wird das Innere des Darms mit bis zu 35 Bildern pro Sekunde hoch aufgelöst abgebildet. Die Bilder werden nach außen gesendet, dazu tragen Sie ein Empfangsgerät am Körper.

Voraussetzung für eine erfolgreiche Kapselkoloskopie ist eine intensive Darmreinigung, die genau so wie bei der konventionellen Darmspiegelung durchgeführt wird.

Die Kosten für eine Kapselkoloskopie liegen derzeit bei etwa 1.000 Euro. Von den gesetzlichen Krankenkassen werden sie bisher nur in Ausnahmefällen übernommen.

Virtuelle Koloskopie (Kolonographie)

Die ambulant durchgeführte virtuelle Koloskopie ermöglicht die Untersuchung des gesamten Dickdarms inklusive des Enddarms und des Übergangsbereiches zum Dünndarm, ohne dass ein Endoskop eingeführt wird. Dieses hochmoderne Verfahren ist gut geeignet, um im Rahmen der Vorsorge eine Tumorerkrankung oder deren Vorstufen (Polypen) zu erkennen. Sollten solche Polypen vorhanden sein, ist jedoch zur Abtragung eine konventionelle Darmspiegelung erforderlich. Die virtuelle Koloskopie ist gut geeignet, um nach einer Darmspiegelung, die beispielsweise wegen Verwachsungen, verschlungenem Dickdarm oder Verletzung des Darms durch das Koloskop nicht erfolgreich war, den Dickdarm zu untersuchen und zu beurteilen.

!

Die virtuelle Koloskopie wird in der Regel in einem Computertomographen (CT) durchgeführt.

Am häufigsten wird die CT-Kolonographie eingesetzt, da die gesamte Untersuchung lediglich 10 bis 15 Minuten dauert. Wie bei der konventionellen Koloskopie müssen Sie vorher Ihren Darm gründlich reinigen und nüchtern erscheinen. Zudem ist ein aktuelles Blutbild mit Schilddrüsenwerten und Kreatininspiegel notwendig. Kurz vor der Untersuchung wird in die Vene ein Zugang gelegt, über den eine Substanz zur Entkrampfung des Darms und ein jodhaltiges Kontrastmittel verabreicht werden. Nun wird ein ungefähr 10 Zentimeter langer Schlauch in den After eingeführt, darüber wird Luft in den Darm eingeblasen, damit er sich entfaltet. Dann werden Sie in bzw. durch einen Computertomographen geschoben, in dem die Aufnahmen gemacht werden. Diese eigentlichen Untersuchungen dauern jeweils ungefähr 20 Sekunden. Im Gegensatz zur herkömmlichen Koloskopie ist die CT-Kolonographie mit einer – für Patienten unter 50 Jahre – nicht unerheblichen Strahlenbelastung behaftet. Auch kann eine Kontrastmittelunverträglichkeit auftreten, die einen allergischen Schock auslösen kann, was jedoch extrem selten passiert.

Die MRT-Kolonographie ist wegen der fehlenden Strahlenbelastung vor allem für jüngere Patienten geeignet. Von Nachteil sind jedoch die längere Dauer – rund eine Stunde – und die aufwändigere Untersuchungstechnik. Auch hier muss der Patient nach einer Darmreinigung nüchtern erscheinen und bekommt ein Kontrastmittel und ein entkrampfendes Mittel verabreicht. Statt mit Luft wird der Darm häufig mit Wasser befüllt. Die Genauigkeit der Untersuchung entspricht der CT-Kolonographie, jedoch ist eine Beurteilung der übrigen Organsysteme des Bauchs nicht möglich.

Die Kosten der virtuellen Koloskopie werden in der Regel von den gesetzlichen Krankenkassen nicht übernommen. Ausnahmen: eine bereits erfolglose konventionelle Koloskopie oder erhöhte Risiken für eine herkömmliche Darmspiegelung wie Verwachsungen.

Computertomographie (CT)

Die Computertomographie ist eine moderne und spezielle Untersuchung mittels Röntgenstrahlung, mit der der betreffende Körperbereich – bei Darmkrebs sind es der Bauchraum und das Becken – in detaillierten Querschnittbildern dargestellt wird. So lässt sich nicht nur die Lage und Ausdehnung eines bösartigen Primärtumors feststellen, sondern es können auch eventuelle Metastasen in anderen Organen oder Lymphdrüsenvergrößerungen gefunden werden. Die CT kann die Darmspiegelung keinesfalls ersetzen, aber bei Mastdarmkrebs ist sie ein fester Bestandteil zur Diagnostik. Außerdem unterstützt sie den Arzt bei der Planung einer eventuell notwendigen Operation. Diese Untersuchung ist komplett schmerzfrei, allerdings ist sie mit einer nicht geringen Strahlenbelastung behaftet.

Etwa eine Stunde vor der Untersuchung muss der Patient ein Kontrastmittel trinken. Unmittelbar vor der CT des Dickdarms wird zusätzlich ein Kontrastmittel über den After eingeführt. Um die Blutgefäße und auch die Bauchorgane besser darstellen zu können, wird während der Untersuchung ein jodhaltiges Kontrastmittel über die Vene eingespritzt.

Bei der Untersuchung liegen Sie auf einer Liege, die in die Öffnung des Computertomographen einfährt.

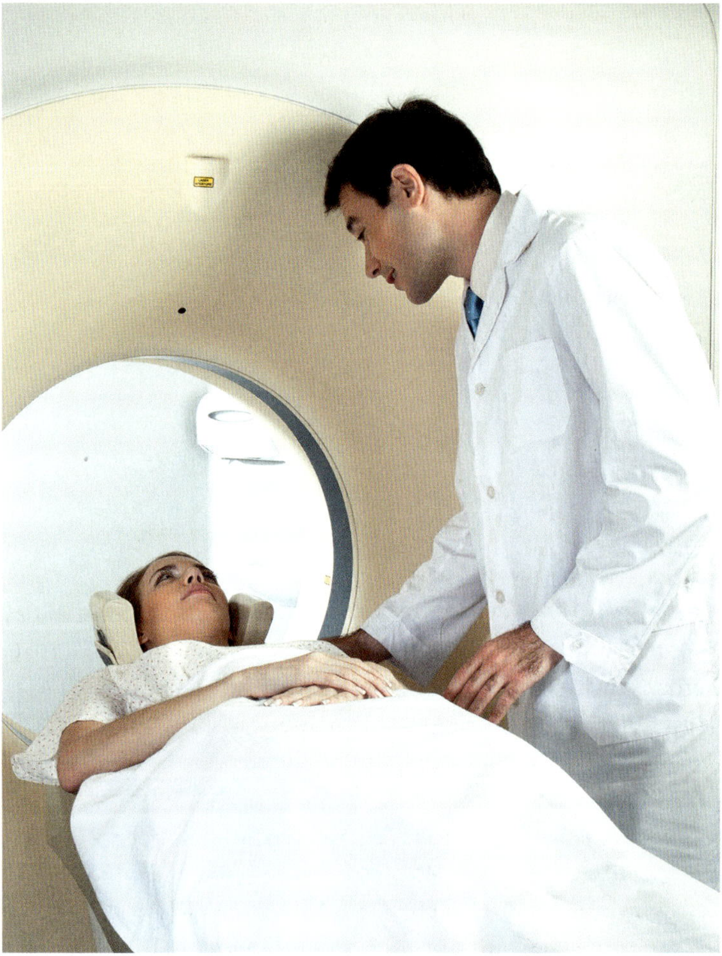

So funktioniert die CT

Bei der CT werden horizontale Querschnittbilder des Körpers angefertigt, indem sich die Röntgenröhre während der Aufnahme um den Körper dreht. Solche Querschnittbilder sind sehr genau, da sich die einzelnen Organe nicht überlagern und damit die jeweiligen Strukturen deutlicher zu erkennen sind. Aufgrund der digitalen Computersteuerung werden die Schnittbilder des Körpers in feinsten Schichten aufgenommen. Auf diesen Aufnahmen können Details von nur wenigen Millimetern Größe festgestellt werden.

Bei der Untersuchung liegen Sie auf einer Liege, die schrittweise in die Öffnung des Computertomographen einfährt – das kann eine Röhre sein oder ein Ring. Sie sollten sich nicht bewegen. Die Untersuchung dauert ungefähr 10 bis 20 Minuten, und Sie sind die ganze Zeit über eine Lautsprecheranlage mit dem Arzt oder der Röntgenassistenten verbunden.

Magnetresonanztomographie (MRT)

Die Magnetresonanz- oder Kernspintomographie wird vor allem bei Mastdarmkrebs eingesetzt, um eine Operation detailliert planen zu können. Die exakte Anatomie sowie die Ausdehnung des Tumors hinsichtlich des Schließmuskels können exakt beurteilt werden. Im Gegensatz zur CT arbeitet die MRT nicht mit Röntgenstrahlen, sondern sie liefert durch wechselnde Magnetfelder und Radiowellen zweidimensionale Schichtbilder des Körperinneren. MRT-Bilder sind besonders präzise, Veränderungen sind sehr gut zu erkennen. Wie die Computertomographie stellt auch die MRT eine Ergänzung zur Darmspiegelung dar. Vor allem bei Mastdarmkrebs entwickelt sich die MRT zum wesentlichen Verfahren für die Beurteilung der Tumorausdehnung.

!

Ein MRT hilft, die Operation detailliert zu planen.

So funktioniert die MRT

Auch bei der MRT wird der zu untersuchende Körperbereich schichtweise abgebildet, jedoch ohne Röntgenstrahlung. Bei diesem Verfahren werden kurzfristig starke Magnetfelder erzeugt, die eine Veränderung des natürlichen Eigendrehimpulses (Kernspin) der Wasserstoffatome im Körper verursachen. Nach Ausschalten des starken Magnetimpulses fallen die Wasserstoffatome wieder in ihren üblichen Eigendrehimpuls zurück. Dabei wird Energie in Form elektromagnetischer Wellen frei, die als Resonanz gemessen werden kann. Jede Gewebeart des Körpers enthält unterschiedlich viel Wasser, also unterschiedlich viele Wasserstoffatome, folglich fällt auch die Resonanz unterschiedlich aus. Aus dieser Information errechnet der Computer sehr genaue Schichtbilder des Körperinneren.

Die MRT liefert horizontale, vertikale oder diagonale Bilder. Die MRT kann bei Patienten mit Herzschrittmachern, Metallimplantaten oder Platzangst nur eingeschränkt angewendet werden. Außerdem müssen alle metallhaltigen Gegenstände (Schmuck, Brillen, Haarspangen, Hörgeräte, Bank- und Kreditkarten etc.) vor der Untersuchung abgelegt werden.

Röntgen

!

Röntgen kann eine Ergänzung zur Darmspiegelung sein.

Röntgen gehört zu den klassischen Untersuchungsmethoden. Bei Darmkrebs zeigt eine Koloskopie jedoch bessere Ergebnisse, daher wird eine Röntgenuntersuchung des Dickdarms mit Kontrastmittel nur ergänzend zur Darmspiegelung durchgeführt oder wenn eine komplette Darmspiegelung wegen Verengungen oder Verwachsungen nicht möglich ist. Hingegen spielt das Röntgen des Brustkorbs (Thorax) eine wichtige Rolle in der Darmkrebs-Diagnostik: Das Thorax-Röntgenbild kann Hinweise auf Metastasen in der Lunge oder in den Lymphknoten geben.

So funktioniert das Röntgen

Bei Röntgenstrahlen handelt es sich um sehr energiereiche elektromagnetische Wellen, die in einer sogenannten Röntgenröhre erzeugt werden. Sie durchdringen das Körpergewebe und „schwärzen" oder belichten den Röntgenfilm. Jedes Körpergewebe nimmt die Röntgenstrahlen unterschiedlich auf bzw. lässt sie durch. Hartes Gewebe, zum Beispiel Knochen, nimmt viel Strahlung auf. Es gelangen also weniger Strahlen auf den Film. Folglich erscheint das Knochengewebe als weißer Schatten auf dem Röntgenbild. Dagegen lassen beispielsweise Lungen oder Darm die Röntgenstrahlen gut durch. Deshalb werden Lungen und Darm als dunkle Abbildungen auf dem Röntgenbild sichtbar.

Die Röntgenuntersuchung kann wichtige Hinweise auf Metastasen geben.

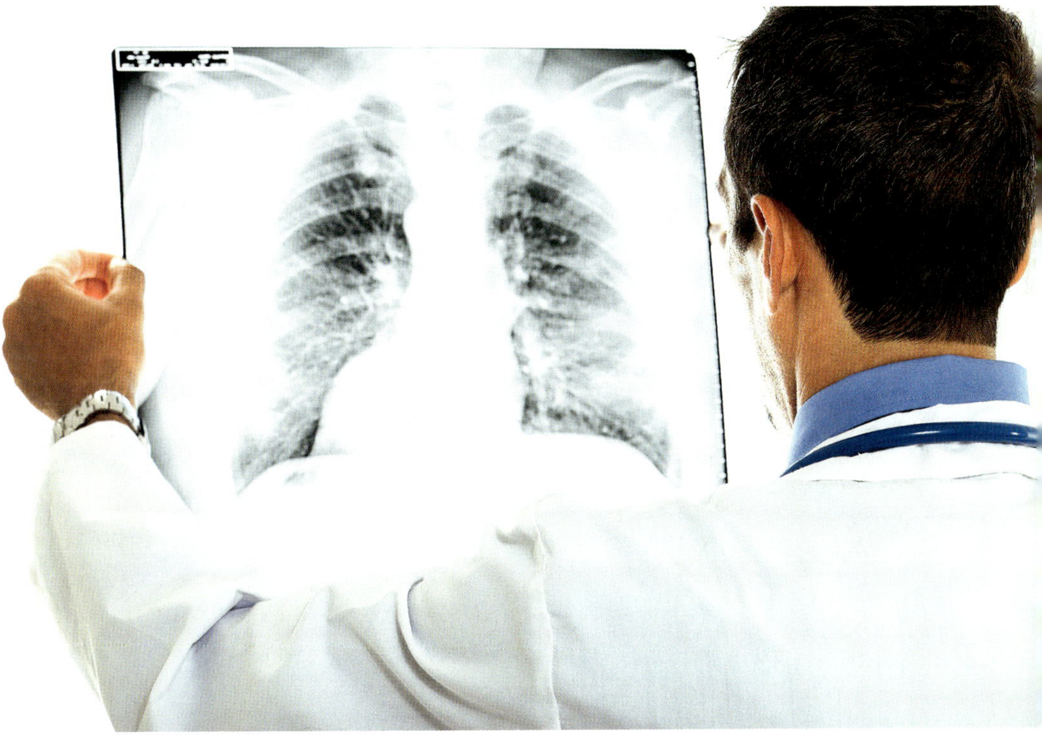

Wie für die Darmspiegelung, so ist auch für die Röntgenuntersuchung des Darms eine Darmreinigung erforderlich. Vor der Untersuchung wird durch einen speziellen Gummischlauch über den After flüssiges Kontrastmittel in den Darm geleitet. Das Kontrastmittel kann auch geschluckt werden. Anschließend wird Luft eingeleitet, damit sich das Kontrastmittel gut an die Darmwände anlegt. Das Röntgenbild zeigt auffällige Formveränderungen wie Geschwüre, Polypen oder Verengungen der Darmwand, die auf einen Tumor hinweisen können. Diese erscheinen als Loch, da der Raum, in dem der Polyp oder der bösartige Tumor wachsen, vom Kontrastmittel ausgespart ist.

Ultraschall (Sonographie)

!

Mit der Ultraschalluntersuchung lassen sich innere Organe ohne Risiko darstellen.

Mit der Ultraschalluntersuchung lassen sich innere Organe wie Darm, Leber, Nieren, Gallenblase, Bauchspeicheldrüse oder Milz einfach, gut, schmerzlos und ohne Risiko darstellen. Auch die Lymphknoten und die Gefäße der Bauchregion werden auf diese Weise untersucht. Einzige Voraussetzung ist, dass der Patient einige Stunden zuvor nichts mehr essen und trinken darf. Die Sonographie im Rahmen der Darmkrebsdiagnostik soll klären, ob in weiteren Organen Tochtergeschwülste vorhanden sind. Besonderes Augenmerk liegt dabei auf dem Zustand der Leber, da sich hier besonders häufig Metastasen eines bösartigen Darmtumors bilden.

Bei der Ultraschalluntersuchung liegen Sie auf einer Liege. Der Arzt trägt ein spezielles Gel auf Ihren Bauch auf, das für einen vollständigen Kontakt zwischen Schallkopf und Haut sorgt. Dann gleitet er mit dem Schallkopf über den Bauch. Die Untersuchung selbst ist völlig schmerzfrei, danach wird das Gel einfach abgewischt.

So funktioniert die Sonographie
Für die Untersuchung wird ein Schallkopf verwendet, ein bestimmter Kristall, der Ultraschallwellen aussendet. Diese Schallwellen werden im Körper des Patienten je nach Gewebeart „geschluckt" oder wieder zurückgesendet – reflektiert – und im letzten Fall wieder vom Schallkopf empfangen. Dort werden sie in elektrische Impulse verwandelt und auf einem Bildschirm als Bild dargestellt, das über Größe, Struktur und Form des „geschallten" Gewebebereichs Informationen liefert.

Endosonographie

Diese spezielle Ultraschalluntersuchung dient in erster Linie dazu, nachzuprüfen, wie tief ein bösartiger Darmtumor im Mastdarm in die Darmwand eingewachsen ist. Auch kann mithilfe der so gewonnenen Bilder eine eventuell notwendige Operation genau geplant werden. Für die Untersuchung wird der Schallkopf über den After in den Enddarm eingeführt und der Mastdarmbereich von innen betrachtet (endo = innen).

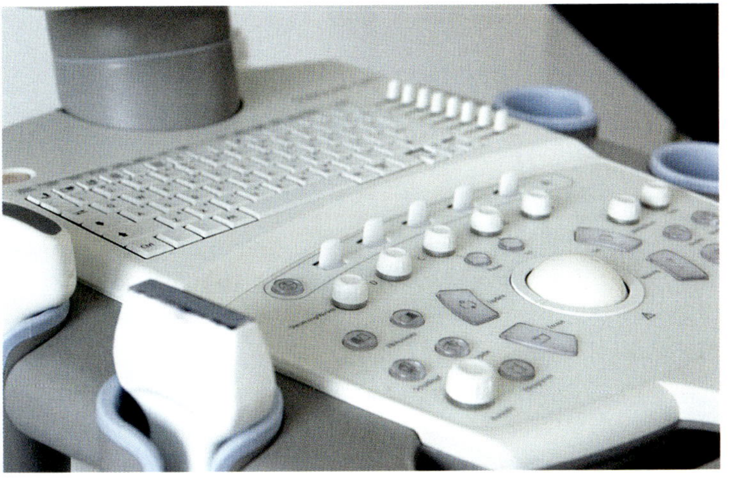

Mit dem Ultraschallgerät lassen sich innere Organe schmerzlos und ohne Risiko darstellen.

Positronen-Emissions-Tomographie (PET)

!

Die PET gehört noch nicht zu den Routineuntersuchungen.

Krebszellen wachsen schneller als gesunde Zellen, deshalb weisen sie auch einen höheren Energie- und Zuckerumsatz auf. Und genau diese Eigenschaft wird bei der Untersuchung mittels Positronen-Emissions-Tomographie genutzt. Bei diesem Verfahren wird dem Patienten beispielsweise ein radioaktiv markierter Zucker gespritzt. Dieser wird von den Krebszellen aufgenommen, die dadurch auf dem PET-Schnittbild sichtbar werden. So kann das PET zwischen bösartigen und gutartigen Gewebebereichen unterscheiden.

Im Gegensatz zu CT oder MRT stellt das PET keine Gewebestrukturen dar, sondern beurteilt die Teilungs- und Lebensfähigkeit von beispielsweise Krebszellen. Die PET gehört noch nicht zu den Routineuntersuchungen bei Darmkrebs, sie wird zurzeit vor allem zur Klärung bestimmter Probleme eingesetzt, zum Beispiel bei der Suche nach Metastasen oder bei Verdacht eines wiederkehrenden bösartigen Darmtumors (Rezidivs). Außerdem kann der Arzt anhand der Bilder die weitere Therapie besser planen und fundierter eine Entscheidung treffen, ob, wann und in welchem Ausmaß eine Operation durchgeführt werden muss, und er kann überprüfen, ob und wie der Patient auf eine Chemo- oder Strahlentherapie angesprochen hat.

PET/CT

Eine Weiterentwicklung der hochauflösenden Bildgebungsverfahren, mit denen Störungen von Stoffwechsel und Organfunktionen dargestellt werden können, stellt die Kombination eines PET mit einem CT dar. PET/CT wird heute unter anderem bei Tumoren des Gehirns, der Lunge, des Darms, der Brust, der Knochen, der Haut, der Prostata, der Lymphknoten und endokriner Drüsen angewendet.

So funktioniert die PET

Wie beschrieben, nutzt das PET den deutlich erhöhten Energiebedarf – wichtigste Energiequelle ist der Traubenzucker – von Krebszellen. Sie nehmen also mehr Traubenzucker auf als gesunde Zellen. Diese Anreicherung von Traubenzucker kann die PET darstellen.

Der Patient erhält über die Vene eine Traubenzuckerlösung, die mit einer schwach radioaktiven Substanz markiert ist. Mit dem Blut verteilt sich die Lösung im ganzen Körper, folglich reichert sie sich zumindest für kurze Zeit auch in Bereichen mit einem erhöhten Bedarf an. Diese Ansammlungen von Traubenzucker werden auf dem PET-Bild als farbige Areale sichtbar.

Mit diesem Verfahren lassen sich auch bösartige Tumoren erkennen, die Genauigkeit liegt bei mehr als 90 Prozent. Durch das Drehen der Kamera um den Patienten entstehen Aufnahmen, die zu einem dreidimensionalen Bild zusammengesetzt werden können. Auf diese Weise erhält der Arzt Informationen über Größe, Lage und Ausdehnung des Tumors.

Für die Untersuchung müssen Sie seit sechs bis acht Stunden nüchtern sein. Zu Beginn liegen Sie ungefähr 10 Minuten entspannt auf einer Liege, damit der Zuckerstoffwechsel zur Ruhe kommt. Dann wird die Traubenzuckerlösung gespritzt und die Liege wird langsam durch die Öffnung des PET-Gerätes gefahren. Während der Untersuchung, die ungefähr eine Stunde dauert, sollten Sie möglichst ruhig liegen bleiben.

!

Die PET kann die Anreicherung von Zucker in den Zellen darstellen.

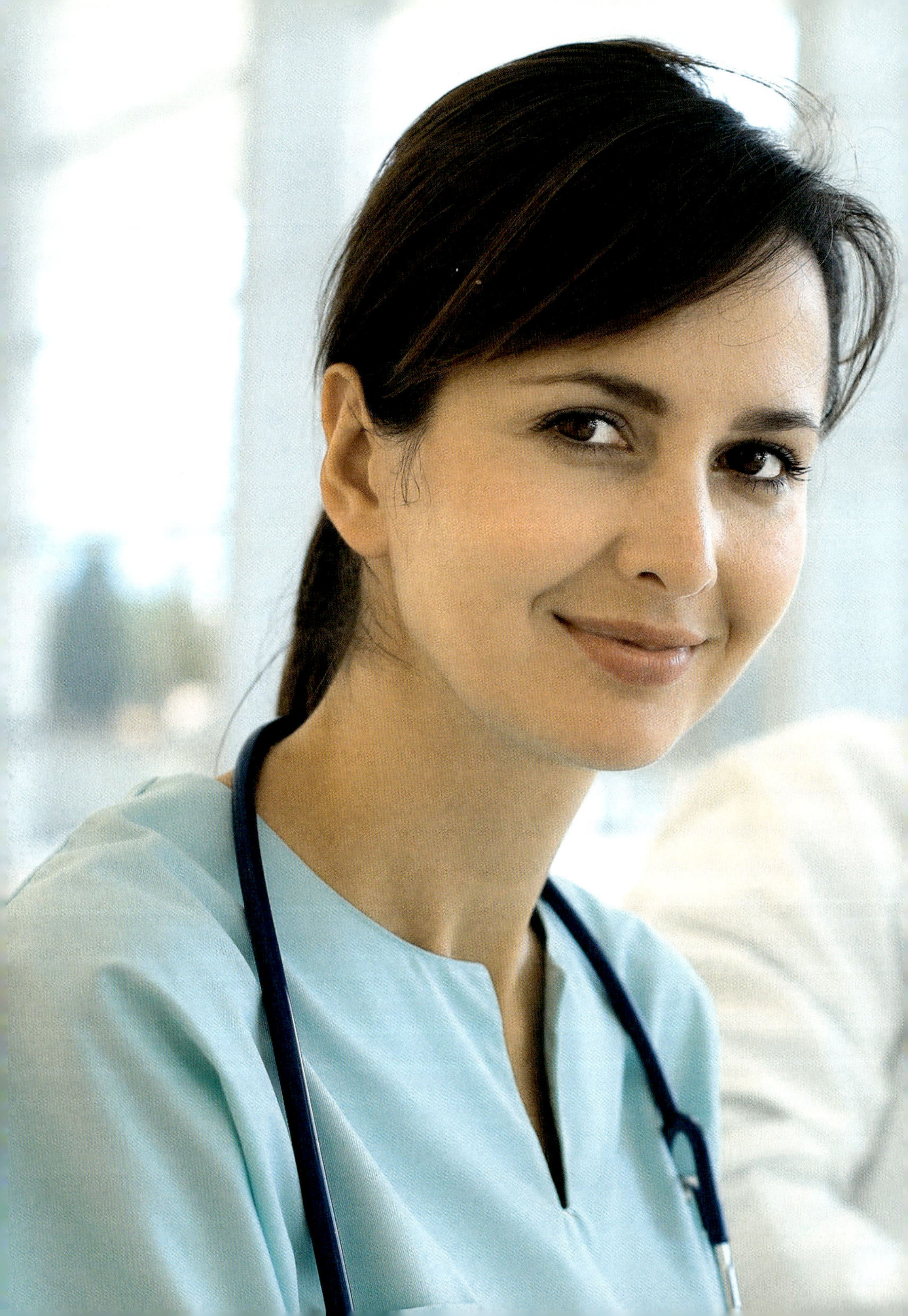

MÖGLICHKEITEN DER BEHANDLUNG

Darmkrebs kann sehr gut behandelt werden. Eine Operation ist der wichtigste und meist der erste Schritt, sie wird ergänzt durch zusätzliche Therapieverfahren wie Chemotherapie oder Bestrahlung. Der Therapieplan wird individuell zusammengestellt. Sie brauchen vor allem auch einen guten Arzt, dem Sie vertrauen und an den Sie und Ihre Angehörigen sich mit Ihren Fragen wenden können.

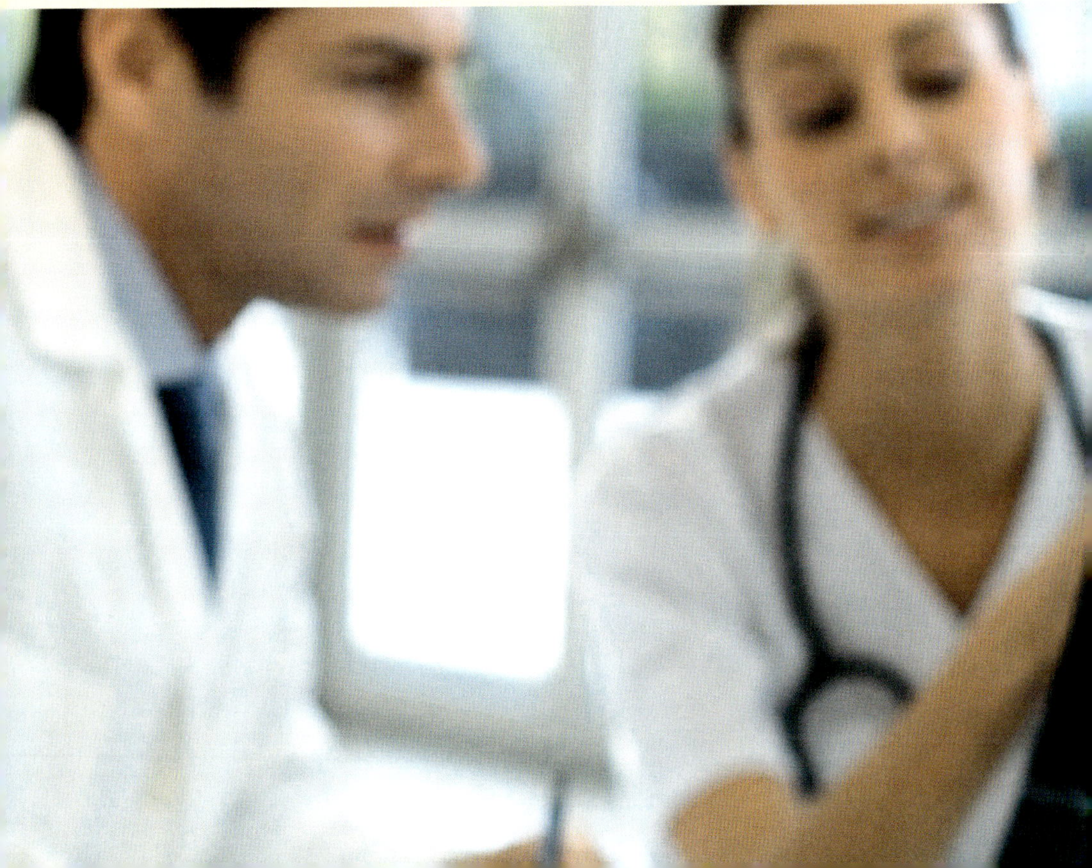

Welche Therapien gibt es?

Nachdem Sie alle notwendigen Diagnoseschritte durchlaufen haben und die Diagnose Darmkrebs gesichert ist, muss entschieden werden, welche Behandlungsmöglichkeiten es für Sie gibt. Dazu wird ein sogenanntes Ärztekonsilium zusammentreten, also Spezialisten verschiedener Fachrichtungen, die während der Behandlung Hand in Hand arbeiten. Ergänzt wird dieses Konsilium eventuell durch Psychologen, Sozialarbeiter und bei Wunsch auch durch Seelsorger. Schließlich kommt vor allem während des Aufenthalts in Klinik oder Rehaeinrichtung das Pflegepersonal hinzu.

!

Ein Ärztekonsilium arbeitet Hand in Hand, um Ihren Therapieplan zu erstellen.

Suchen Sie sich einen Arzt, dem Sie vertrauen – hier bietet sich Ihr Hausarzt an, der Sie und Ihre Vorgeschichte ja meist schon länger kennt. Dies ist Ihr erster Ansprechpartner. Er informiert Sie über alle weiteren und notwendigen Schritte und kann Ihnen alles genau erläutern. Mit ihm können Sie alles besprechen und anfallende Frage klären. Wichtig ist jedoch, dass Sie bzw. Ihre Angehörigen aktiv den Arzt fragen, wenn Sie etwas nicht verstanden haben. Auch können Sie jederzeit eine Zweitmeinung von einem anderen Arzt fordern, eine „second opinion“.

Suchen Sie sich einen Arzt, dem Sie vertrauen, z. B. Ihren Hausarzt.

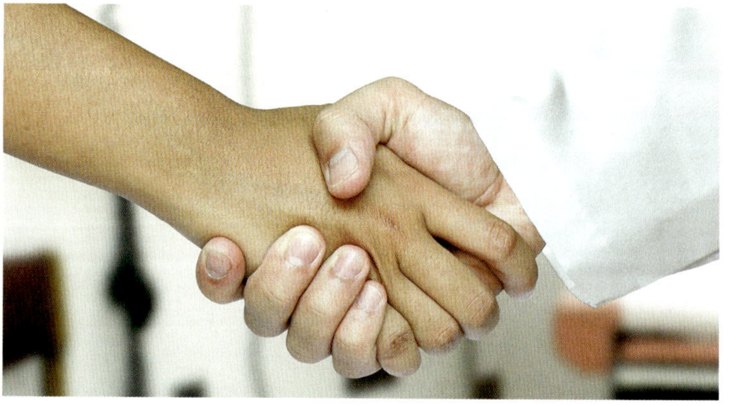

!

Ihr gutes Recht als Patient: Eine verständliche und umfassende Information durch den Behandelnden.

Patientenrechte

Am 26. Februar 2013 ist das Patientenrechtegesetz in Kraft getreten. Das Gesetz erhöht die Transparenz und Rechtssicherheit für Patienten und Behandelnde. Das Patientenrechtegesetz enthält im Wesentlichen folgende Regelungen:

- Aufnahme des Behandlungsvertrags ins Bürgerliche Gesetzbuch (BGB)
- Stärkung der Versichertenrechte in der gesetzlichen Krankenversicherung (SGB V)

Der Behandlungsvertrag wird als neuer Vertragstyp in das Bürgerliche Gesetzbuch aufgenommen. Er regelt die Rechte und Pflichten zwischen Behandelnden und Patienten. Mit Behandelnden sind nicht nur Ärzte gemeint, sondern auch Angehörige anderer Heilberufe wie Heilpraktiker, Hebammen, Psycho- oder Physiotherapeuten.

Die Rechte als Patient:

- Angemessene und qualifizierte Versorgung
- Selbstbestimmung
- Verständliche und umfassende Information durch den Behandelnden
- Umfassende Aufklärung durch den Behandelnden in einem persönlichen Gespräch über die konkrete Behandlung und die sich daraus ergebenden Risiken
- Dokumentationspflicht durch den Behandelnden
- Einwilligung des Patienten in die Versorgung
- Einsicht des Patienten in seine Krankenakten
- Kopien oder Ausdrucke der Krankenakte gegen Kostenerstattung
- Einholen einer zweiten ärztlichen Meinung („second opinion"): Ärzte müssen kooperieren, wenn ein Patient den Wunsch einer Beurteilung durch einen zweiten, unabhängigen Arzt hat
- Schadenersatz

Operation

!

Je früher der Darmkrebs diagnostiziert wird, desto besser wird das Ergebnis der Operation sein.

Primäres Ziel bei der Behandlung von Patienten mit Darmkrebs ist die Entfernung des bösartigen Tumors, der angrenzenden Lymphknoten und – falls notwendig – der Tochtergeschwulste, der Metastasen. Dies entspricht einer Heilung des Patienten. Hier steht bei der Auswahl der Verfahren die Operation an erster Stelle. Ist es nicht möglich, den Tumor ganz zu entfernen, so ist es oberste Priorität, die Durchgängigkeit des Darms zu gewährleisten.

Welche Operationsmethode gewählt wird, hängt von den Antworten auf folgende Fragen ab:

- Wo genau sitzt der Tumor?
- In welchem Stadium befindet sich die Erkrankung?
- Wurden bereits Metastasen diagnostiziert?

Die verschiedenen Operationsmethoden

Die Lage des Tumors entscheidet darüber, was entfernt werden muss:

Liegt der bösartige Tumor im Dickdarm, muss die rechte oder die linke Seite des Kolons entfernt werden, je nach Lokalisation des Tumors. Bei dieser heute standardisierten Operationsmethode werden auch die entsprechenden Lymphknoten vollständig beseitigt. Anschließend werden die beiden Darmenden miteinander verbunden, wodurch der Darm wieder durchgängig wird.

Sitzt das Karzinom im Mastdarm, werden ebenfalls der Tumor und die entsprechenden Lymphknoten herausoperiert. Bei einem Rektumkarzinom besteht ein hohes Risiko, dass ein neuer bösartiger Tumor am selben Ort auftritt. Dieses Risiko konnte mit der Einführung standardisierter Operationstechniken wie der totalen mesorektalen Exzision (TME) nach Auskunft der Deutschen Krebsgesellschaft auf unter 10 Prozent reduziert werden. Bei der

TME wird neben dem Tumor auch das umliegende Fett- und Bindegewebe (Mesorektum), das unzählige Lymph- und Blutgefäße enthält, komplett entfernt. Dies ist nicht einfach, denn es gilt, die an dieser Stelle befindlichen Harnblase, die beiden Harnleiter und die Sexualnerven nicht zu verletzen.

!

Die neoadjuvante Therapie findet vor der Operation statt.

Ein ausgedehntes Tumorwachstum im Mastdarm erfordert eine sogenannte neoadjuvante Therapie (siehe Seite 67, 69), also eine Therapie, die *vor* der geplanten Operation einer Tumorerkrankung verabreicht wird. Eine neoadjuvante Therapie kann aus einer Chemotherapie, einer Bestrahlung oder einer Hormontherapie bestehen. Dadurch wird die Tumorgröße reduziert und das Karzinom lässt sich operativ leichter entfernen.

Das gesamte während der Operation entnommene Gewebe wird im Labor genau untersucht. Dabei wird festgestellt, ob das kranke Gewebe vollständig im Gesunden herausgeschnitten werden konnte (Grading, siehe Seite 28) und ob die entfernten Lymphdrüsen Tumorgewebe in sich tragen.

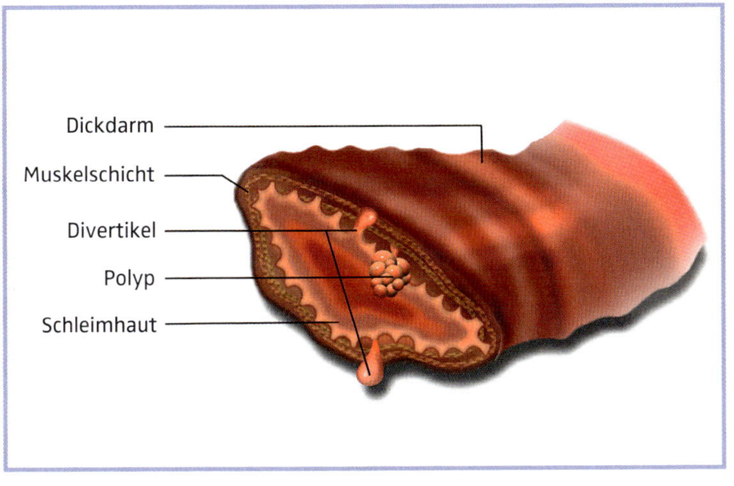

Querschnitt durch den Darm

Die vorsorgliche Entfernung des Dickdarms senkt das Risiko bei erblichem Darmkrebs

Bei Darmkrebs kann eine prophylaktische Entfernung des Dickdarms sinnvoll sein, wenn der Krebs erblich ist. Bei einer bestimmten Form stellt die sogenannte Kolektomie sogar die einzige Möglichkeit einer wirksamen Vorsorge dar und sollte vor dem 20. Lebensjahr durchgeführt werden. Trotzdem ist eine solche Entscheidung natürlich sorgfältig abzuwägen.

„Bei etwa 20 bis 25 Prozent der Betroffenen gibt es bereits Fälle von Darmkrebs in der Familie, doch nur bei etwa 2 bis 5 Prozent sind die krankheitsverursachenden Genveränderungen bekannt", erläutert Professor Dr. med. Wolff Schmiegel, Leiter der Medizinischen Universitätsklinik am Knappschaftskrankenhaus an der Ruhr-Universität Bochum und Leiter des Leitlinienkomitees der DGVS-S3-Leitlinie „Kolorektales Karzinom: Prävention, Diagnostik und Therapie".

Patienten mit einer Veranlagung für das Lynch-Syndrom (siehe Seite 16), der häufigsten Form des erblichen Darmkrebses, haben ein 80-prozentiges Risiko, an Darmkrebs zu erkranken. „Eine generelle Empfehlung, sich deshalb den Dickdarm entfernen zu lassen, gibt es nicht. Doch wenn bereits ein Karzinom aufgetreten ist, sollte die Option einer Kolektomie mit dem Patienten besprochen werden", rät der Experte. Da die Betroffenen auch ein erhöhtes Risiko für andere Krebserkrankungen haben, sollten Frauen – nach Abschluss der Familienplanung – auch über die Möglichkeit einer prophylaktischen Entfernung der Gebärmutter und eventuell der Eierstöcke informiert werden. „Außerdem ist die regelmäßige Vorsorgeuntersuchung bei allen Patienten, bei denen in der Familie Darmkrebs aufgetreten ist, das A und O", so Schmiegel.

Für Patienten mit Familiärer Adenomatösen Polyposis (siehe Seite 17), sind die Empfehlungen drastischer: „Patienten mit genetisch nachgewiesener FAP empfehlen wir die prophylaktische Entfernung des Dickdarmes inklusive des Mastdarmes zwischen Abschluss der Pubertät und dem 20. Lebensjahr", erläutert Professor Schmiegel.

▶▶

Da sich bei dieser Krankheit viele Polypen im Darm bilden, die dann mit hoher Wahrscheinlichkeit entarten, ist die Kolektomie hier die einzige Möglichkeit einer wirksamen Vorsorge gegen die meist tödlich verlaufende Erkrankung.

Künstlicher Darmausgang (Stoma)

Vor allem bei einem Rektumkarzinom kann nach der Operation ein künstlicher Darmausgang (Stoma) notwendig werden, und zwar vor allem dann, wenn der bösartige Tumor extrem nahe am Schließmuskel (Anus) liegt oder sich schon in einem weit fortgeschrittenen Stadium befindet. Dies ist in 15 Prozent aller Operationen der Fall, dann muss möglicherweise der Schließmuskel entfernt werden. Um ein Stoma zu legen, wird das untere Ende des Dickdarmes im linken Unterbauch aus der Bauchwand ausgeführt. Nun befindet sich an dieser Stelle eine ungefähr 2 bis 3 Zentimeter große Öffnung, aus der kontinuierlich Stuhl heraussickern kann. Dieser wird in einem auf der Haut befestigten luftdichten Beutel geruchlos aufgefangen. Eine andere Möglichkeit besteht darin, die Öffnung in der Bauchdecke mit einer Klappe abzuschließen und den Darm einmal täglich mit einer Spülflüssigkeit zu leeren. Welche Methode angewendet wird, hängt nicht zuletzt vom Patienten ab. Bereits im Krankenhaus wird er von spezialisierten Pflegekräften gründlich unterwiesen, wie er den Beutel wechselt oder die Darmentleerung mit einer Spülung durchführt und die Haut um den künstlichen Ausgang herum pflegt.

!

Ein künstlicher Darmausgang wird notwendig, wenn der bösartige Tumor nahe am Schließmuskel liegt.

In manchen Fällen ist der künstliche Darmausgang keine endgültige Sache. So wird zum Beispiel bei einer sehr tiefen Darmresektion, bei der die Naht direkt am Schließmuskel liegt, die Naht durch einen künstlichen Darmausgang geschützt. Die Mediziner sprechen hier von einem vorübergehenden (temporären) Stoma. Ist die Darmnaht gründlich verheilt – dies dauert rund sechs

Wochen –, wird der künstliche Darmausgang wieder verschlossen. Der Darm kann dann wieder auf natürlichem Weg entleert werden.

Komplikationen und bleibende Folgen einer Darmkrebsoperation
Jede Operation ist mit Risiken verbunden. An erster Stelle stehen hier bereits bestehende Erkrankungen des Patienten, beispielsweise Herz- oder Lungenerkrankungen. Dies muss unbedingt vor dem Eingriff abgeklärt werden.

Mögliche bleibende Folgen und ernste Komplikationen sind:

- Verdauungsprobleme
- Stuhlinkontinenz
- Schmerzen
- Blutungen
- Undichte Naht zwischen zwei Darmenden (Anastomoseninsuffizienz)
- Wundinfektion
- Darmlähmung

Die häufigsten bleibenden Folgen einer Darmkrebsoperation sind Verdauungsprobleme. Anfangs kann es zu breiigem Stuhlgang oder Durchfällen kommen, da für die Eindickung des Stuhls nach der Operation eine deutlich kürzere Strecke verfügbar ist. In den meisten Fällen gewöhnt sich der Darm jedoch schnell an diesen Zustand. Dauern die Durchfälle an, können spezielle Medikamente verabreicht werden. Auch eine Stuhlinkontinenz (nicht kontrollierbarer Stuhlabgang) ist nach einer operativen Entfernung eines Mastdarmkarzinoms möglich. Hier kann durch spezielles Training Besserung erzielt werden.

Strahlentherapie

Die Strahlentherapie (Radiotherapie) wird häufig bei Patienten mit einem Mastdarmkarzinom angewendet. Wird sie vor der Operation durchgeführt, handelt es sich um eine sogenannte präoperative oder neoadjuvante Strahlentherapie. Durch sie wird der Tumor verkleinert, was die Operation erheblich erleichtert. Eine Bestrahlung nach der Operation (postoperativ bzw. adjuvant) kann ein erneutes Wachstum des bösartigen Tumors (Rezidiv) verhindern. Bei der Behandlung von Patienten mit einem Dickdarmkarzinom spielt die Strahlentherapie keine Rolle.

! Eine Strahlentherapie wird häufig bei einem Mastdarmkarzinom angewendet.

Der Vorteil der Strahlentherapie ist ihre gezielte lokale Wirkung ausschließlich auf die Krebszellen, deren Wachstum durch die energiereichen Strahlen gehemmt wird. Dies beruht darauf, dass die Erbinformationen in den bösartigen Zellen durch die Bestrahlung zerstört und dadurch die Zellteilung unterbunden wird. In der Folge sterben die bösartigen Zellen ab, es kommt sozusagen zum Zelltod. Gesunde Zellen können die Schäden an ihrer Erbinformation reparieren und sich weiterhin teilen. Die insgesamt zu verabreichende Strahlenmenge wird auf mehrere Behandlungen von jeweils rund zehn Minuten aufgeteilt – meist vier bis fünf Tage pro Woche über einen Zeitraum von fünf bis sieben Wochen. Zudem werden nur moderne, spezielle Bestrahlungsgeräte (Linearbescheuniger) verwendet, daher sind die Nebenwirkungen gering. Trotzdem können Durchfall, Bauchschmerzen, Blasenentzündung oder auch Müdigkeit und Hautreaktionen auftreten, die aber nach Beendigung der Therapie wieder verschwinden. Schmerzen werden durch die Behandlung nicht verursacht. Manchmal kann es zeitweilig zu Veränderungen des Blutbilds kommen, das deshalb regelmäßig kontrolliert wird. Zeigen sich hier erhebliche Veränderungen, muss die Bestrahlung unterbrochen werden.

! Mit energiereichen Strahlen wird gezielt auf den Tumor gefeuert.

Bei Frauen im geschlechtsreifen Alter können bei einer Strahlentherapie die Eierstöcke in ihrer Funktion zum Teil deutlich geschädigt werden. Dann ist es möglich, die fehlenden Hormone durch spezielle Hormonpräparate zu ersetzen, um zu verhindern, dass die Wechseljahre zu früh beginnen.

Rauchen beeinträchtigt den Therapieerfolg!
Der Durchblutung von Rauchern ist gegenüber der von Nichtrauchern deutlich schlechter. Dies kann dazu führen, dass sie längst nicht so gut auf eine Strahlen- oder Chemotherapie ansprechen. Deshalb sollten Krebspatienten auf jeden Fall mit dem Rauchen aufhören!

Vor Beginn der Strahlentherapie findet in der Regel eine erneute Computertomographie statt, um den bösartigen Tumor genau lokalisieren zu können. Dann wird die Bestrahlung simuliert: Der Patient wird auf ein spezielles Durchleuchtungsgerät gelegt, mit dem die zu bestrahlenden Bereiche ganz präzise bestimmt und eingestellt werden. Diese Areale werden mit wasserfester Farbe auf die Haut aufgezeichnet, daran orientiert sich der für die Bestrahlung zuständige Arzt später. Daher dürfen diese Markierungen keinesfalls entfernt werden. Für die Vorbereitungen werden in der Klinik mehrere Tage benötigt.

Strahlen- und Chemotherapie im Doppelpack
Bei bösartigen Tumoren im Enddarm wird heute häufig auch eine Kombination aus Strahlen- und Chemotherapie angewendet, und zwar vor oder nach der Operation. Im Vergleich zur Strahlentherapie allein verbessert diese Kombination die Tumorkontrolle. Darauf deuten zumindest die Ergebnisse einer Übersichtsarbeit aus dem Jahre 2009 (Cochrane Review 1/2009) hin. Jedoch hat diese Kombitherapie auch deutlich stärkere Nebenwirkungen. Weitere Untersuchungen müssen hierzu noch detailliertere Erkenntnisse liefern.

Chemotherapie

Bei der Chemotherapie handelt es sich um eine medikamentöse Behandlung, bei der sogenannte Zytostatika (Zellgifte) eingesetzt werden. Diese Zytostatika hemmen das Zellwachstum und zerstören Zellen. Die Chemotherapie beeinflusst im Gegensatz zur Operation oder Bestrahlung den gesamten Körper, ist also eine systemische Therapie, während die Bestrahlung oder Operation lokale Therapieformen darstellen.

!

Die Chemotherapie beeinflusst den ganzen Körper und arbeitet mit Zellgiften.

Angezeigt ist die Chemotherapie, wenn durch eine Operation der Tumor nicht vollständig entfernt werden konnte oder die Tumorzellen sich bereits im Körper ausgebreitet haben. Abhängig vom Zeitpunkt, zu dem die Chemotherapie durchgeführt wird, gibt es ähnlich wie bei der Strahlentherapie drei Varianten:

- Die neoadjuvante Chemotherapie wird vor dem operativen Eingriff durchgeführt, um die Größe des Tumors zu verringern und ihn dann besser entfernen zu können.
- Die adjuvante Chemotherapie wird nach der Operation eingesetzt, um eventuell verbliebene unentdeckte Tumorzellen zu vernichten und Rückfällen vorzubeugen.
- Die palliative Chemotherapie wird bei Patienten mit fortgeschrittenem Erkrankungsstadium angewendet und bei Patienten, bei denen der Tumor nicht vollständig entfernt werden konnte. Mit dieser Behandlung kann das Wachstum des verbliebenen Tumorrests reduziert und die damit verbundenen Schmerzen können verringert werden.

Üblicherweise werden die Medikamente nach einem genauen Therapieplan verabreicht. Darin wird festgelegt, welches Medikament in welcher Dosis wann und wie lange gegeben wird. Eine Chemotherapie dauert in der Regel mehrere Monate und besteht aus Zyklen, die sich in festen Zeitabständen wiederholen. Ein Zyklus besteht aus der Behandlungsphase, das sind die Tage, an

!

Die Chemotherapie besteht aus mehreren Zyklen.

denen dem Patienten die Medikamente verabreicht werden, und aus der anschließenden Erholungsphase. Die Dauer eines Zyklus hängt von der Art des Therapieplans und der Medikamente ab. So kann ein Zyklus wenige Tage dauern und sich alle drei Wochen wiederholen, er kann aber auch zwei Wochen dauern und sich alle fünf Wochen wiederholen. Je nach Therapieplan wird die Chemotherapie ambulant in der Arztpraxis oder stationär im Krankenhaus durchgeführt.

!

Zytostatika können als Infusion oder als Tablette verabreicht werden.

Heute stehen verschiedene Zytostatika zur Verfügung, die entweder allein oder kombiniert verabreicht werden, und zwar als Infusion oder in Form von Tabletten.

Verabreichungsformen: Infusion oder Tabletten

Einige Zytostatika erhalten die Patienten in Form einer Infusion über die Vene. Die Infusionen dauern zwei bis vier Stunden, manchmal bis zu 48 Stunden. Bei längerer Infusionsdauer trägt der Patient den Beutel mit der Infusionslösung um den Hals. Beides findet entweder im Krankenhaus oder in einer onkologischen Praxis statt. In manchen Fällen ist es sinnvoll, einen sogenannten Port zu legen. Dabei handelt sich um ein kleines Metallgehäuse, die Portkammer, das unterhalb des Schlüsselbeins unter der Haut implantiert wird. Von dieser Kammer geht ein dünner Kunststoffschlauch (Katheter) in die zentrale Vene und endet kurz vor dem Herzen. Die Kammer ist oben durch eine Silikonmembran verschlossen und kann unter der Haut gut getastet werden. Das entsprechende Medikament wird dann durch die Haut und die Silikonmembran mittels einer sehr feinen Nadel in die Kammer gespritzt. Dieses Verfahren ist für den Patienten erheblich angenehmer, als jedes Mal in die Venen gestochen zu werden. Außerdem können die Zytostatika besser dosiert werden.

Welche Zytostatika in welcher Dosierung und in welcher Form verabreicht werden, hängt vom Stadium der Erkrankung ab. Der behandelnde Arzt legt dies in einem Konsilium (siehe Seite 60) individuell für jeden Patienten fest.

Andere Zytostatika können als Tablette eingenommen werden. Dies ist für viele Patienten einfacher, da keine langen Infusionen nötig sind. Patient und Arzt stimmen die Therapie miteinander ab, so dass der Betroffene die Tablette nicht in der Klinik oder Praxis, sondern bequem zu Hause einnehmen kann. Das Zytostatikum in der Tablette wird erst nach Aufnahme in den Körper durch mehrere enzymatische Prozesse in eine aktive Form umgewandelt. Vor allem der letzte Schritt dieses Prozesses findet vorrangig im Tumorgewebe statt. Durch diese gezielte Wirkung ist eine Chemotherapie mit Tabletten in der Regel auch besser verträglich als eine mit Infusionen.

Unterschiedliche Wirkstoffe

Für die Chemotherapie von Dickdarmkrebs-Patienten wird hauptsächlich der Wirkstoff 5-Fluorouracil (5-FU) verwendet, in der Regel kombiniert mit Folinsäure (FA), einem B-Vitamin. 5-FU blockiert die Bereitstellung neuer Bausteine für die Erbsubstanz, die bei der Zellteilung benötigt werden und Folinsäure verstärkt die Wirkung von 5-FU. Die Kombinationstherapie wird mit 5-FU/FA bezeichnet.

Seit wenigen Jahren werden diese beiden Medikamente häufig mit moderneren Substanzen wie Oxaliplatin oder Irinotecan (CPT-11) kombiniert. So wird seit Ende der 1990er Jahre das Zytostatikum Oxaliplatin zusammen mit 5-FU/FA eingesetzt. In klinischen Studien bei Patienten mit fortgeschrittenem Darmkrebs wurde nachgewiesen, dass auf diese Dreier-Kombination mehr Patienten ansprechen als auf 5-FU/FA allein. Außerdem konnte die durch die Zusatzgabe von Oxaliplatin das Fortschreiten der Erkrankung deutlich verlangsamt werden. Auch in der adjuvanten Chemotherapie nach erfolgreicher Operation hat sich diese Kombination bewährt.

!

Welche Zytostatika in welcher Form und in welcher Dosierung angewendet werden, entscheidet in erster Linie der behandelnde Onkologe.

Irinotecan wird entweder zusammen mit 5-FU/FA, wo es dessen Wirksamkeit verstärkt, oder auch als Monotherapie verabreicht. Letzteres ist der Fall, wenn der Krebs auf 5-FU/FA nicht anspricht. Irinotecan kann auch mit dem Antikörper Cetuximab (siehe Seite 76) kombiniert werden, was vor allem bei Versagen einer Oxaliplatin- oder Irinotecan-haltigen Therapie in Erwägung zu ziehen ist.

Eine weitere moderne Substanz ist Capecitabin, das als Tablette eingenommen wird – eine Tatsache, die Patienten sehr schätzen. Es wird im Körper in mehreren Schritten in den eigentlichen Wirkstoff umgewandelt, nämlich 5-FU. Man spricht hier vor einem „Prodrug“, also einer Vorstufe. Da der letzte Schritt hauptsächlich direkt im Tumorgewebe geschieht, reichert sich 5-FU im Tumor an und wirkt damit sozusagen direkt am Ort des Geschehens. Da Capecitabin in 5-FU umgewandelt wird, kann es dieses ersetzen und wird dann ebenfalls mit Oxaliplatin oder Irinotecan kombiniert.

Zur Therapie von Patienten mit fortgeschrittenem Darmkrebs steht auch Uracil/Ftorafur (auch Tegafur genannt) zur Verfügung. Dabei handelt es sich ebenfalls um ein Prodrug, das in Tablettenform eingenommen und im Körper zu 5-FU umgewandelt wird.

Spricht der Patient auf die Behandlung an, so kann die Therapie unterbrochen und nach Verschlechterung des Gesundheitszustandes wieder aufgenommen werden. Meist wird dann eine andere Kombination oder eine andere Dosierung verwendet.

Chemotherapie belastet den ganzen Körper

Noch vor wenigen Jahren war eine Chemotherapie mit sehr starken Nebenwirkungen behaftet. Die modernen Zytostatika sind deutlich besser verträglich, unter anderem auch dadurch, dass sie exakter dosiert werden können. Zudem gibt es gegen Übelkeit und Erbrechen, was besonders häufig auftritt, inzwischen sehr wirksame Medikamente.

Dennoch läuft eine Chemotherapie auch heute noch nicht ohne Nebenwirkungen ab. Denn leider hemmen Zytostatika nicht nur das Wachstum von Krebszellen, sondern auch das gesunder Zellen, die sich häufig teilen. Dazu gehören beispielsweise Haarzellen, Zellen der Schleimhaut und Knochenmarkszellen. Dies hat teilweise massive Auswirkungen auf die Patienten.

!

Die Chemotherapie ist für Patienten sehr belastend.

Schädigung der Knochenmarkszellen: Im Knochenmark werden die roten und weißen Blutkörperchen und die Blutplättchen gebildet, und zwar ein ganzes Leben lang. Ist das Knochenmark geschädigt, kann sich dies auch auf die Blutbildung auswirken. Die Folgen sind beispielsweise Müdigkeit und Erschöpfung (Mangel an roten Blutkörperchen), Infektanfälligkeit (Mangel an weißen Blutkörperchen) und eine verlängerte Blutungsdauer, stärkeres Nasen- und Zahnfleischbluten oder verstärkte Menstruationsblutungen (Mangel an Blutplättchen). Der behandelnde Arzt kann diese Nebenwirkungen behandeln.

Schädigung der Haarzellen: Während der Chemotherapie können die Haare dünner werden (5-FU/FA) oder sie können sogar ganz ausfallen (Irinotecan). Dies ist zwar vorübergehend, denn die Haare wachsen nach der Behandlung wieder nach, doch für die Patienten ist vor allem der komplette Haarausfall enorm belastend. Deshalb können Sie schon vor Therapiebeginn die Kostenerstattung für eine Perücke beantragen.

Schädigung Schleimhautzellen: Hier sind vor allem die Mund- und Darmschleimhaut betroffen. Die Folgen sind Entzündungen an der Mundschleimhaut (Stomatitis) mit hellen Belägen oder kleinen Geschwüren in der Mundhöhle. Durch eine gründliche Mundhygiene (weiche Zahnbürste, spezielle Mundspüllösungen) können diese Entzündungen gelindert werden. Schäden der Darmschleimhaut können zu Durchfall (Diarrhö) führen, der aufgrund des erheblichen Wasser- und Elektrolytverlusts zu Schwindel, Müdigkeit und Blutdruckabfall führen kann. Deswegen müssen Sie viel trinken. Zudem lässt sich der Durchfall mit Medikamenten eindämmen. Insbesondere unter Irinotecan können schwere Durchfälle auftreten, die unbedingt behandelt werden müssen. Außerdem muss dann die Dosis des Zytostatikums gesenkt werden. Wichtig ist, dass Sie sich über diese Nebenwirkung gut aufklären lassen.

Hand-Fuß-Syndrom

Wenn Sie über einen längeren Zeitraum Infusion von 5-FU bekommen, kann das sogenannte Hand-Fuß-Syndrom auftreten. Die Beschwerden umfassen Taubheitsgefühl, schmerzlose Schwellungen oder Rötung der Handinnenflächen und/oder Fußsohlen, Geschwüre, Blasen und starke Schmerzen an Händen und/oder Füßen. Eine Linderung verspricht die Gabe von Vitamin B6. Hilft dies nicht, muss die 5-FU-Dosis reduziert oder die Therapie sogar abgebrochen werden.

Wann ist eine Chemotherapie sinnvoll?

Ob eine Chemotherapie notwendig ist oder nicht, hängt vom Stadium der Erkrankung ab (siehe Seite 26).

Dickdarmkrebs

- Stadium I: Nach erfolgreicher Operation (R0-Resektion) besteht ein nur extrem geringes Rückfallrisiko. Eine Chemotherapie ist nicht erforderlich.
- Stadium II: Eine adjuvante Chemotherapie sollte nur bei einem erhöhten Rückfallrisiko in Erwägung gezogen werden.
- Stadium III: Die adjuvante Chemotherapie nach der Operation wird wegen des erhöhten Rückfallrisikos immer empfohlen.

Mastdarmkrebs

- Stadium II oder III: Für alle Patienten wird eine neoadjuvante Strahlentherapie oder kombinierte Strahlen-/Chemotherapie und eine adjuvante Chemotherapie empfohlen.
- Stadium IV: Durch eine neoadjuvante Chemotherapie kann die Größe vorhandener Lebermetastasen so weit verringert werden, dass sie operiert werden können. Eine adjuvante Chemotherapie kann das Rückfallrisiko nach der Operation reduzieren. Können Primärtumor und Metastasen operativ nicht vollständig entfernt werden, wird eine palliative Chemotherapie durchgeführt.

!

Die Notwendigkeit einer Chemotherapie hängt vom Stadium der Erkrankung ab.

Wie können Metastasen behandelt werden?

Zur nachhaltigen Behandlung von Lungenmetastasen empfiehlt sich ihre komplette operative Entfernung im Gesunden. Dies gelingt jedoch nur bei einem Drittel der betroffenen Patienten. Bei zentral lokalisierten Lungenmetastasen muss häufig ein Lungenlappen (Lobektomie) oder ein kompletter Lungenflügel (Pneumonektomie) entfernt werden.

Auf eine Chemotherapie sprechen Lungenmetastasen meist nicht sehr gut an. Auch die Strahlentherapie wird hier kaum eingesetzt.

Lebermetastasen bestehen aus Tumorzellverbänden anderer Gewebe, die in der Leber hängen bleiben und dort weiter wachsen. Einzelne Metastasen in der Leber lassen sich meist operativ gut entfernen.

Neue Therapieansätze

!

Neue Krebstherapien geben Hoffnung.

Vor allem in den letzten Jahren wird nach neuen Therapien bei Krebs, und damit natürlich auch bei Darmkrebs, geforscht. Am besten erforscht ist die Therapie mit Antikörpern, sie wird bereits angewendet. Weitere neue Behandlungsansätze sind die Impftherapie, also Impfen gegen Krebs, die Therapie mit sogenannten Zytokinen (Botenstoffe des Immunsystems) und die Gentherapie. Diese Therapievarianten befinden sich entweder noch im Stadium der Entwicklung oder werden nur in absoluten Ausnahmefällen eingesetzt.

Therapie mit Antikörpern

!

Die Therapie mit Antikörpern wird bei der Behandlung von Dickdarmkrebs eingesetzt.

Seit kurzer Zeit werden bei Dickdarmkrebs auch sogenannte moderne Antikörper wie Cetuximab, Panitumumab und Bevacizumab eingesetzt. Dabei handelt es sich um sogenannte monoklonale Antikörper. Das sind Substanzen, die vom Immunsystem gebildet werden, um den Organismus vor Infektionen durch Erreger zu schützen.

Cetuximab bekämpft jedoch nicht Bakterien oder Viren, sondern die Substanz richtet sich gegen Strukturen, wie sie auf der Oberfläche von Krebszellen zu finden sind. Diese sogenannten Rezeptoren reagieren auf Signale von Botenstoffen, im Fall von Krebszellen sind dies Wachstumsfaktoren (EGF = engl. epidermal growth factors). Der mit Cetuximab besetzte Rezeptor kann die Wachstumsfaktoren nicht mehr erkennen, wodurch die Teilungsprozesse der Krebszellen nicht aktiviert werden. Dieser Antikörper ist auch für die Behandlung des fortgeschrittenen Dickdarmkarzinoms zugelassen. Cetuximab wird einmal pro Woche intravenös als Infusion über etwa eine Stunde verabreicht, entweder alleine oder in Kombination mit der üblichen Chemotherapie. Die Substanz wird im Allgemeinen sehr gut vertragen. Panitumumab ist ein weiterer monoklonaler Antikörper gegen den EGF-Rezeptor und wirkt so ähnlich wie Cetuximab.

Bevacizumab ist ein Antikörper, der einen für Tumorzellen wichtigen Wachstumsfaktor (VEGF = engl. vascular endothelial growth factor) im Blut neutralisiert. In der Folge wird die Einsprossung von Blutgefäßen in das Tumorgewebe gehemmt, weshalb die Substanz auch als Angiogenesehemmer bezeichnet wird.

Alle drei Antikörper haben unterschiedliche Nebenwirkungen. So können beispielsweise unter Bevacizumab hoher Blutdruck, Nierenstörungen oder Wundheilungsstörungen, unter Cetuximab Hautstörungen und Allergien vorkommen.

Vor Beginn der Therapie mit Antikörpern kann nicht festgestellt werden, ob der Patient darauf ansprechen wird. Dies ist ein gravierender Nachteil, denn dieser Therapien sind sehr kostspielig – 10.000 Euro pro Monat sind hier keine Seltenheit.

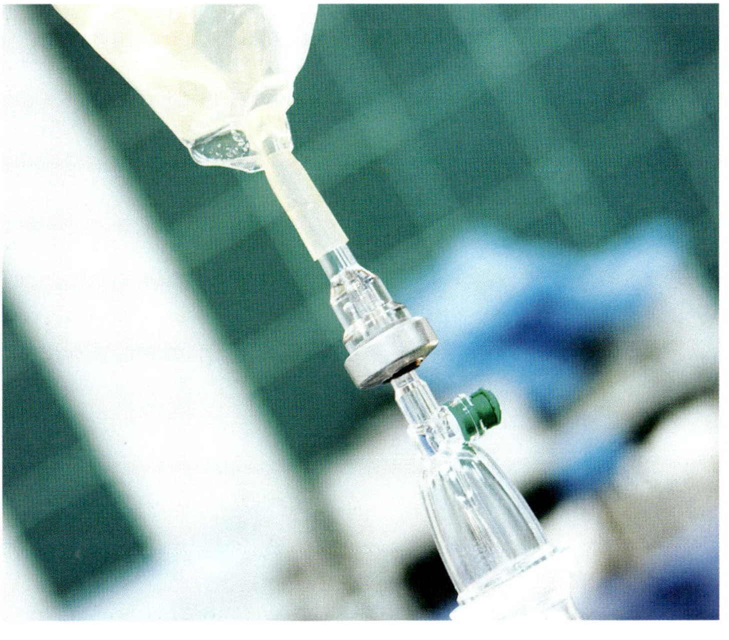

Die Antkörper können intravenös als Infusion verabreicht werden.

Ergänzende Heilmethoden

Die ergänzenden Therapieverfahren werden in zwei Gruppen eingeteilt: traditionelle Methoden und Entspannungstechniken.

Traditionelle Heilverfahren

Die traditionellen Therapieverfahren stammen aus der Naturheilkunde, der Traditionellen Chinesischen Medizin und dem Ayurveda. Allen gemeinsam ist das Verständnis von Krankheit: Sie gehen davon aus, dass körperliche Krankheiten entstehen, wenn die Energien des Körpers aus dem Gleichgewicht geraten. Deshalb hat die Wiederherstellung der energetischen Balance hier Priorität.

Kein traditionelles Verfahren kann die Therapiemethoden der Schulmedizin ersetzen. Sie sind als ergänzende Heilmethoden zu verstehen. Da es allerdings gerade auf diesem Sektor viele unseriöse Anbieter gibt, deren „hochgepriesene" Verfahren sogar gefährlich für den Patienten sein können, sollten Sie die Anwendung traditioneller Heilverfahren unbedingt mit Ihrem Arzt besprechen.

!

Wenn Sie alternative Heilverfahren anwenden möchten, sollten Sie sich mit Ihrem Arzt absprechen.

Naturheilkundliche Heilverfahren

Bei den naturheilkundlichen Heilverfahren steht die Aktivierung der Selbstheilungskräfte des Körpers im Mittelpunkt. Sie gehören in den Bereich der Komplementärmedizin, auch alternative oder ganzheitliche Medizin genannt. Egal, welches Heilverfahren Sie für sich wählen, Sie sollten Ihre Entscheidung unbedingt mit Ihrem Arzt absprechen. Handelt es sich um eine seriöse Methode, wird der Arzt keinesfalls versuchen, es Ihnen auszureden.

Im Folgenden werden die als seriös geltenden Verfahren Misteltherapie, die Behandlung mit Selen und die Hyperthermie beschrieben.

Misteltherapie Zu den am häufigsten in Deutschland angewendeten naturheilkundlichen Verfahren bei Krebs gehört die Misteltherapie. Die positive Wirksamkeit der Mistel – ein kugeliger Strauch, der als Schmarotzer in den Kronen bestimmter Bäume lebt – ist wissenschaftlich bewiesen. Es werden die verschiedensten Präparate angeboten, die sich unter anderem bezüglich des Wirkstoffgehalts und des Herstellungsverfahrens unterscheiden. In der anthroposophischen Medizin wird sogar nach Art der Bäume, auf denen die Mistel wächst, unterschieden.

In verschiedenen Studien zeigte sich, dass Inhaltstoffe des Mistelextrakts nach Injektion das Immunsystem aktivieren und auch Krebszellen beeinflussen. Außerdem wurde festgestellt, dass bestimmte Inhaltsstoffe des Mistelextrakts die Ausschüttung der körpereigenen Endorphine anregen, diese Botenstoffe des Gehirns wirken stimmungsaufhellend und schmerzlindernd. Dadurch kann sich die Lebensqualität der Patienten erheblich verbessern. Deshalb wird die Misteltherapie hauptsächlich während oder nach einer konventionellen Krebstherapie zusätzlich eingesetzt. Doch eins ist sicher: Auch die Misteltherapie kann keine Wunder vollbringen, selbst wenn verschiedene Anbieter dies zu vermitteln versuchen.

!

Die Inhaltstoffe des Mistelextrakts können das Immunsystem aktivieren.

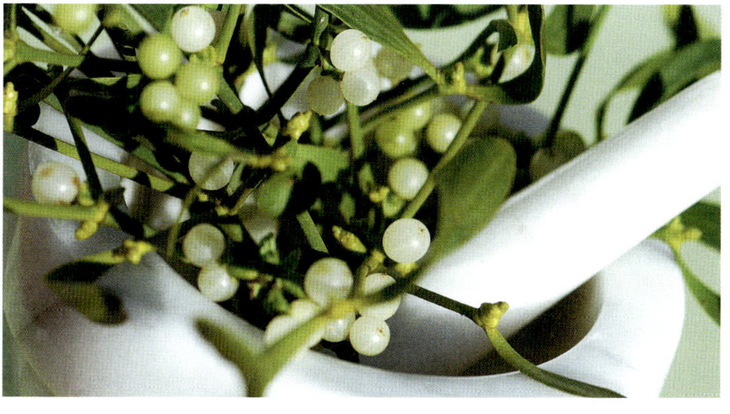

Die positive Wirksamkeit der Mistel ist wissenschaftlich bewiesen – dennoch kann auch sie keine Wunder vollbringen.

!

Die Wärmetherapie ist schon lange bekannt.

Wärmetherapie (Hyperthermie) Bei der Wärmetherapie oder Überwärmung (Hyperthermie) handelt es sich um eine begleitende Behandlung in der Krebstherapie, die bereits vor hundert Jahren beschrieben wurde. Zumindest in Deutschland gehört sie nicht zur Standardbehandlung, auch wenn Befürworter der Hyperthermie betonen, dass die Methode die Effektivität von Operation, Strahlen- sowie Chemotherapie steigern kann.

Der Körper nutzt das Prinzip der Überwärmung beispielsweise bei Infektionen: Die Körpertemperatur wird erhöht – es kommt zu Fieber –, wodurch Erreger wie Bakterien und Viren abgetötet werden. Auch bei der Hyperthermie spielt die Überwärmung eine entscheidende Rolle. Nur wird sie hier genutzt, um das Tumorgewebe zu zerstören. Dazu wird der Bereich, in dem der Tumor sitzt, von außen durch Ultraschall oder elektromagnetische Strahlung erhitzt, und zwar auf Werte zwischen 40 und höchstens 45 Grad Celsius. Dadurch werden nicht nur Tumorzellen zerstört – was jedoch nicht die erwünschte Hauptwirkung ist –, sondern es wird auch die Durchblutung im entsprechenden Areal erheblich gesteigert, so können Strahlen- oder Chemotherapie besser wirken. Außerdem werden durch die Wärme bestimmte Moleküle auf der Tumoroberfläche verändert. Dadurch werden Krebszellen vom Immunsystem leichter erkannt und angegriffen. Zum Thema Hyperthermie gibt es noch viele offene Fragen. Deshalb wird empfohlen, sie nur im Rahmen klinischer Studien anzuwenden.

Selen Bei Selen handelt es sich um ein lebenswichtiges Spurenelement, das mit der Nahrung in ausreichender Menge zugeführt werden muss. Der normale Bedarf von Selen liegt bei rund 0,1 Milligramm pro Tag. Zu den wichtigsten Selenlieferanten gehören Fisch, Geflügel, Innereien, Eigelb und Getreide. Selen hat im Körper viele Funktionen, vor allem ist es erheblich am Schutz der Zellen beteiligt. Studienergebnisse aus den USA deuten auf einen möglichen Zusammenhang zwischen Krebserkrankungen und Selenmangel hin. In einer kleinen Studie wurden durch die Gabe von Selenpräparaten Nebenwirkungen der Strahlentherapie reduziert. Da aber nicht bekannt ist, ob der durch Selengabe herbeigeführte Zellschutz die Krebstherapie auch negativ beeinflussen kann, wird diese Methode von den Ärzten noch kontrovers diskutiert.

Traditionelle Chinesische Medizin (TCM)

Auch die Traditionelle Chinesische Medizin kann Krebs nicht heilen. Doch einige ihrer Methoden eignen sich dazu, die Nebenwirkungen der Strahlen- und der Chemotherapie zu lindern. Zu diesen Methoden gehört vor allem die Akupunktur, die auch in der westlichen Medizin immer mehr Anerkennung findet. Bei der Akupunktur werden dünne Nadeln an bestimmten Punkten in die Haut gestochen.

!

Die TCM hilft, Nebenwirkungen der Chemotherapie und der Bestrahlung zu lindern.

Yin und Yang

Die TCM basiert unter anderem auf dem Konzept von Yin und Yang, dem wohl ältesten medizinischen Denkmodell. Dieses Modell geht davon aus, dass alle Naturerscheinungen und Lebensabläufe in Wechselwirkung zueinander stehen. Yin und Yang sind keine absoluten Größen. So ist in Yin immer auch ein Teil Yang enthalten und umgekehrt. Ein Überschuss des einen führt zu einem Mangel des anderen, dann ist der Fluss der Lebensenergie Qi oder Chi gestört. Diese Lebensenergie durchströmt den Körper auf genau festgelegten Leitbahnen, den sogenannten Meridianen, die bestimmten Organen bzw. Organfunktionen zugeordnet sind. Jeweils zwei Meridiane, ein Yin- und ein Yang-Meridian, bilden ein Paar. Yang-Meridiane verlaufen außen oder an der Rückseite des Körpers, während Yin-Meridiane innen oder vorne am Körper liegen. Insgesamt kennt die Chinesische Medizin ein System von 14 Meridianen, auf denen ca. 360 Akupunkturpunkte liegen.

Durch die Akupunktur soll die Schmerzempfindung in Rückenmark und Gehirn unterdrückt werden. Dies geschieht unter anderem durch körpereigene schmerzlindernde Substanzen, die freigesetzt werden, wenn durch die Nadel ein Reiz auf Nerven- und Gewebezellen ausgeübt wird. Auch Übelkeit und Erbrechen können durch Akupunktur wirksam bekämpft werden. Voraussetzung für die positive Wirkung der Akupunktur ist ein intaktes Gefäß- und Nervensystem.

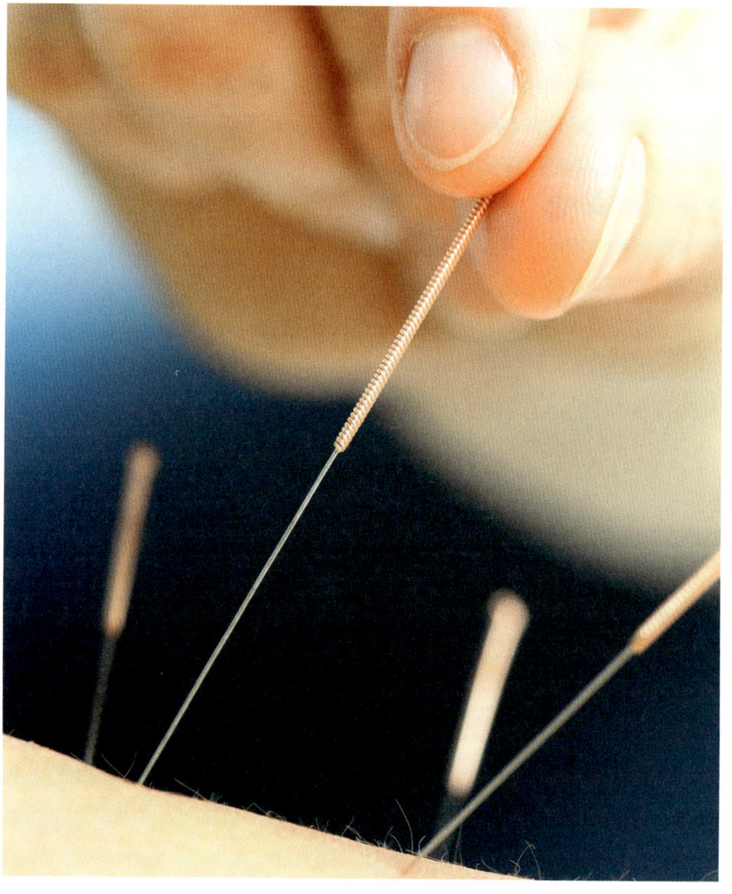

Durch die Akupunktur soll die Schmerzempfindung in Rückenmark und Gehirn unterdrückt werden.

Ayurveda

Die indische Gesundheitslehre Ayurveda – die „Wissenschaft vom Leben“ – ist das älteste überlieferte Gesundheitssystem der Welt. Die Basis des Ayurveda bilden die drei Doshas: Vata, Pitta und Kapha. Alle Körperfunktionen beruhen auf diesen drei Temperamenten oder auch Grundenergien des Menschen. Befinden sich diese nicht im Gleichgewicht, hat dies Auswirkungen auf den Gesundheitszustand. So sind auch bei einer Krebserkrankung diese Energien ins Ungleichgewicht geraten und das Immunsystem versagt. Ziel einer ayurvedischen Behandlung ist es, das Gleichgewicht der Energien wiederherzustellen, dabei wird der ganze Mensch mit einbezogen. Dies sind die Therapiemethoden:

- Diätverordnungen
- Yoga
- Pflanzliche Heilmittel
- Atemübungen
- Darmreinigung
- Visualisierung
- Massagen
- Entschlackung

In der westlichen Welt wird Ayurveda unterstützend bei Chemotherapie und Bestrahlung eingesetzt. Auch hier gilt: Ayurveda kann den Krebs nicht heilen. Einige Methoden, beispielsweise Yoga, können jedoch helfen, die Nebenwirkungen der verschiedenen Behandlungsverfahren der Schulmedizin besser zu „verarbeiten“.

!

In der westlichen Welt wird Ayurveda unterstützend bei Chemotherapie und Bestrahlung eingesetzt.

Entspannungstechniken

!

Entspannungstechniken helfen, mit Ängsten besser fertig zu werden.

Verschiedene Entspannungstechniken helfen, mit Ängsten besser fertig zu werden, sie steigern das körperliche Wohlbefinden und stärken die Abwehr. Für Krebspatienten eignen sich die unterschiedlichsten Techniken, beispielsweise Autogenes Training, Atemtechniken, Meditation, Yoga oder die Progressive Muskelentspannung nach Jacobson. Aber auch Tai Chi oder Qi Gong haben einen positiven Effekt. Psychischer Druck und die Schmerzen, die durch die Erkrankung ausgelöst wurden, lassen sich durch Entspannung zumindest zeitweise lindern. Welche Technik für Sie geeignet ist, müssen Sie selbst entscheiden. Ihr Arzt kann Ihnen hier beratend zur Seite stehen.

!

Alle Entspannungsmethoden lernen Sie am besten in einer Gruppe und unter fachkundiger Anleitung

Auch Entspannen muss geübt werden

Entspannungsmethoden wie Autogenes Training, Yoga, die Progressive Muskelentspannung nach Jacobson, Tai Chi oder Qi Gong können in nur wenigen Wochen erlernt werden, am besten unter fachlicher Anleitung. Krankenkassen und Volkshochschule bieten hierzu Kurse an. Wichtig ist, dass Sie sich jeden Tag rund 20 Minuten Zeit nehmen, das Erlernte auch zu üben. Dazu benötigen Sie nur einen ruhigen Ort, an dem Sie 20 Minuten lang ungestört sind. Je nach Art der Übung brauchen Sie dort eine Liege oder etwas Platz. Bequeme Kleidung bietet Ihnen genügend Bewegungsfreiheit.

Atemtechniken

Obwohl das Atmen zu den unwillkürlichen Prozessen gehört, kann es aufgrund der Muskelspannung beeinflusst werden. So atmet der Mensch unter Stress meist rasch und flach. Ruhiger Atmen führt dagegen zur Muskelentspannung. Dieser Zusammenhang bildet die Basis einiger Entspannungs- und Meditationstechniken.

Essenziell bei jeder Atemübung ist, dass Sie nicht verstärkt atmen, sondern sozusagen dem Atem freien Lauf lassen. Dazu atmen Sie durch die Nase bewusst ein und dann langsam und konzentriert ebenfalls durch die Nase wieder aus. Während des Ausatmens können Sie in Gedanken immer wieder langsam ein zweisilbiges Wort sprechen.

Autogenes Training

Das Autogene Training basiert auf Autosuggestion, der Körper wird allein durch Sätze, die Sie in Gedanken sagen, auf Entspannung „programmiert". Dazu setzen oder legen Sie sich bequem hin und geben dem Körper sozusagen Anweisungen.

Eine Einheit beginnt meist mit der Ruheübung. Sie sagen sich mehrmals in Gedanken: „Ich bin vollkommen ruhig und entspannt." Stellen Sie sich vor, wie entspannt Sie sind, und nach und nach entspannen Sie sich tatsächlich. Weiter geht es mit der Schwereübung und dem Satz: „Mein rechter Arm ist ganz schwer." Sie stellen sich dabei vor, dass Ihr Arm schwer ist. Der Körper wird diesem Gedanken folgen, und der Arm wird sich nach einiger Zeit wirklich schwer anfühlen. Dies beruht darauf, dass sich die Muskeln entspannen, weich werden und der Arm großflächiger aufliegt. Danach richten Sie Ihre Gedanken auf den linken Arm, das rechte Bein, das linke Bein usw.

Bei weiteren Übungen werden nach und nach weitere Bereiche des Körpers entspannt und beruhigt: das Sonnengeflecht, die Atmung, Herz und Kopf. Zum Schluss ist der gesamte Körper tief entspannt.

Meditation

Durch Meditation lernen Sie, sich von äußeren Reizen abzuschirmen und sich auf nur eine einzige Sache zu konzentrieren. Unter dem Begriff Meditation werden viele unterschiedliche Methoden zusammengefasst. Viele sind religiös begründet, zum Beispiel die Zen-Meditation, die aus dem Buddhismus kommt. Es gibt aber auch Meditationsmethoden ohne einen religiösen Hintergrund.

!

Für jede Entspannungstechnik gilt: üben, üben üben!

Beim Meditieren konzentrieren Sie sich auf eine einzige Sache wie ein Wort, ein Gefühl, ein Bild oder auf den Atem. Andere Gedanken schieben Sie zur Seite oder Sie „lassen sie vorbeiziehen wie Wolken". Effektive Meditation lässt sich nur schwer anhand von Büchern, sondern am besten unter fachkundiger Anleitung erlernen.

Progressive Muskelentspannung

Mit Hilfe der progressiven Muskelentspannung nach Jacobson wird erlernt, unter Stress auftretende Muskelverspannungen zu erkennen und aufzulösen. „Progressiv" steht hier für die abschnittsweise Einbeziehung verschiedener Muskelgruppen. Das Verfahren ist einfach und sehr effektiv: Im Liegen oder Sitzen spannen Sie gezielt die Muskeln des Körpers in einer bestimmten Reihenfolge kräftig an, halten kurz und lockern die Muskeln dann wieder. Dabei gehen Sie von den Händen über die Arme, den Nacken, den Rücken etc. bis zu den Füßen. Ihre Aufmerksamkeit richten Sie ausschließlich auf die Empfindung. Das Anspannen fördert die Durchblutung der jeweiligen Muskeln. Auch die progressive Muskelentspannung erlernen Sie am besten unter fachkundiger Anleitung.

Tai-Chi und Qi Gong

Die beiden meditativen Bewegungsformen Qi Gong und Tai-Chi stammen aus der traditionellen chinesischen Medizin und verbinden Übungen zur entspannten Konzentration mit Körper- und Atemübungen.

Kennzeichnend für Tai-Chi sind zeitlupenartige Bewegungen und konzentrierte Atmung. Eine geschlossene Einheit von Tai-Chi-Übungen mit mehreren Stellungen nennt sich Form und kann bis zu 25 Minuten dauern. Tai-Chi hält die körpereigenen Regulationssysteme im Balance, aktiviert alle Organe, den Stoffwechsel und die Muskelkraft. Die Übungen eignen sich für jedes

Alter und jede Konstitution. Gefördert werden Beweglichkeit, Koordination, Konzentration und Gedächtnisleistung. Sie regulieren die Atmung, reduzieren Stress, entspannen und stärken das Selbstvertrauen.

Die Übungen sind einfach durchzuführen, doch nicht einfach zu erlernen: Alle vier Gliedmaßen werden unterschiedlich bewegt, der Körper dreht sich mit und zusätzlich wird auf eine aufrechte und lockere Haltung geachtet. Eine fachkundige Anleitung ist hier unbedingt erforderlich.

Auch Qi Gong ist ein wichtiger Bestandteil der TCM und sollte ebenfalls unter Anleitung erlernt werden. Mit Qi Gong wird der Energiefluss im Körper – das Qi – harmonisiert, was die Gesundheit stärkt.

Die Übungen können im Stehen, Sitzen oder Liegen ausgeführt werden. Es gibt auch Übungen, die ohne äußerlich sichtbare Bewegung auskommen. Den verschiedenen Qi Gong-Arten gemeinsam ist das Ziel der Gesunderhaltung, Persönlichkeitsentfaltung und Bewusstseinsschulung.

!

Entspannte Konzentration mit Körper- und Atemübungen.

Yoga

Yoga gehört zu den Therapiemethoden des Ayurveda. Auch hier hängen Körper, Geist und Seele eng zusammen. Wenn Sie regelmäßig Yoga machen, können Sie damit stressbedingten Störungen wie Bluthochdruck, Magenbeschwerden oder Kopfschmerzen entgegengenwirken. Yoga fördert außerdem die Konzentrationsfähigkeit und führt zur inneren Ausgeglichenheit.

Es gibt verschiedene Yoga-Formen. Bei uns am bekanntesten und am weitesten verbreitet ist der Hatha-Yoga, der Körperstellungen, Atemübungen und Tiefenentspannungstechniken umfasst. Außerdem gibt es im Hatha-Yoga Ratschläge für eine gesunde Lebensführung. Auch Yoga sollte am besten unter fachmännischer Anleitung erlernt werden.

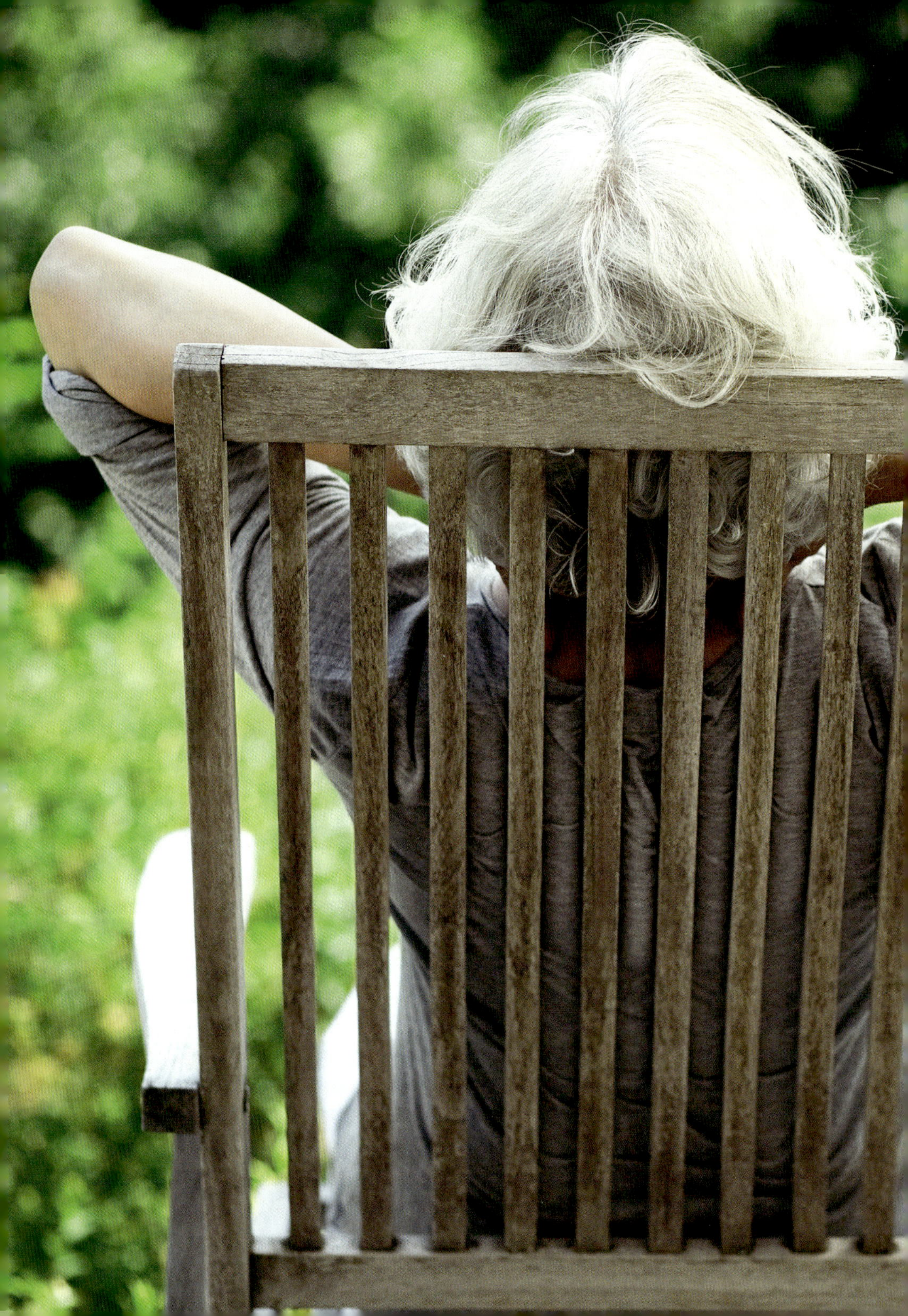

WIE GEHT ES WEITER?

Nach der Operation und einer Strahlentherapie und/oder Chemotherapie ist die eigentliche Behandlung abgeschlossen.
Jetzt beginnt die Nachbetreuung. Dazu gehört die medizinische Nachsorge, aber auch der Umgang mit körperlichen und psychischen Folgen Ihrer Erkrankung und der Behandlung. Doch vor allem ist es eine Zeit, in der Sie sich erholen können und langsam wieder im Alltag zurechtfinden müssen.

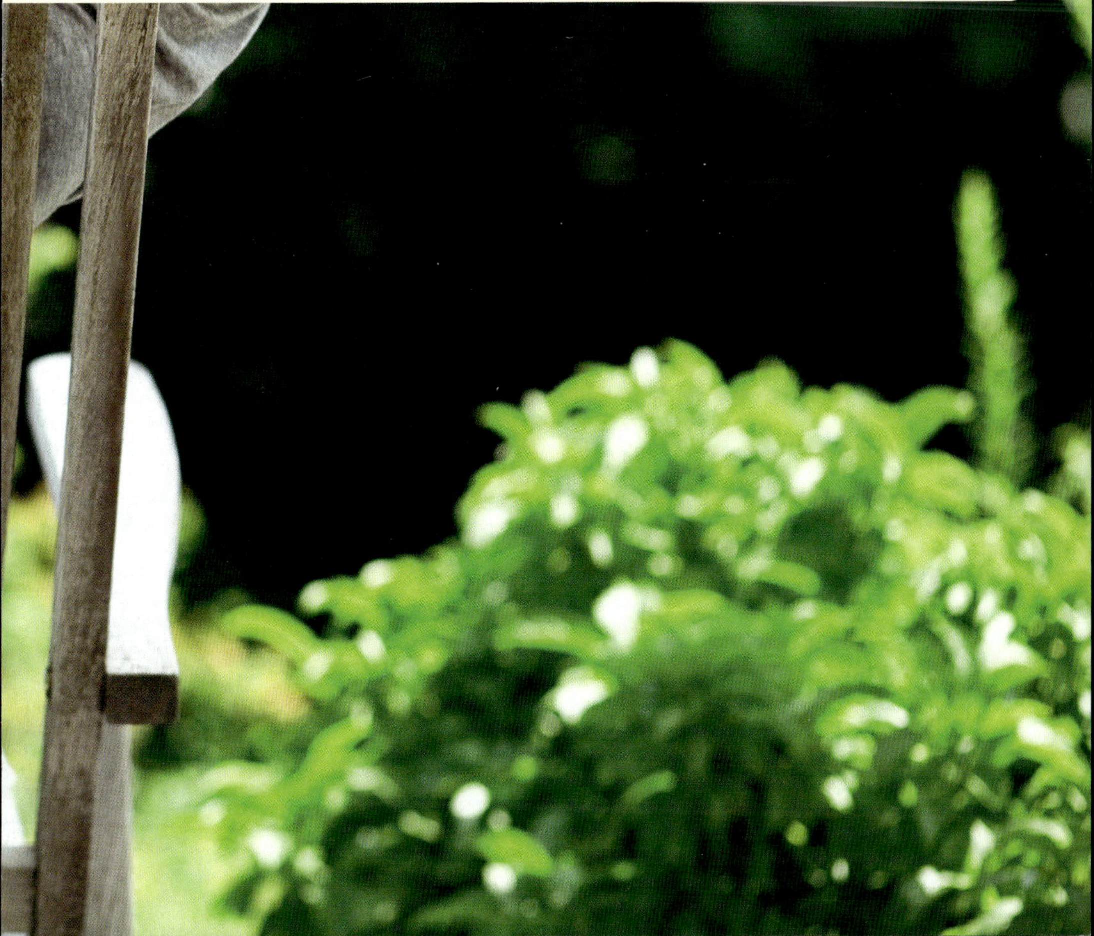

Die Zeit der Nachbetreuung

!

Gewöhnen Sie sich langsam wieder an den Alltag.

Von der Diagnose über die Behandlung mit den verschiedenen Therapien bis heute haben Sie einen langen und beschwerlichen Weg zurückgelegt. Nicht nur für den Körper, auch für die Seele ist eine Krebserkrankung eine große Belastung. Nun geht es darum, sich wieder dem „normalen Leben" zuzuwenden. Doch Ihr Leben, so wie es vor der Diagnose Krebs war, gibt es nicht mehr. Es muss an die neue Situation angepasst werden. All dies bedeutet für Sie und auch für Ihre Angehörigen eine enorme Umstellung.

Die Nachbetreuung besteht aus der medizinischen Nachsorge mit den notwendigen Untersuchungen und der eventuell notwendigen Behandlung von Schmerzen und Fatigue. Weitere Elemente sind die medizinische Rehabilitation sowie die psychologische Betreuung und die Beratung bezüglich eines gesunden Lebensstils.

- Örtliche Rückfälle (Lokalrezidive), Metastasen und ein Zweittumor, also ein Tumor an einer anderen Stelle im Darm, sollen so früh wie möglich erkannt und die entsprechenden Therapien eingeleitet werden.
- Die Folgen der Krankheit selbst bzw. der Therapie sollen erkannt und angegangen werden.
- Der Patient wird bezüglich einer eventuellen Rehabilitation beraten.
- Der Patient wird bei psychischen, sozialen, familiären und beruflichen Problemen beraten und unterstützt.

Wichtig: Die Begleitung durch einen Arzt Ihres Vertrauens
Es ist sehr wichtig, dass Sie nach Beendigung der Strahlentherapie und/oder Chemotherapie einen Arzt Ihres Vertrauens auswählen, der Sie bei der Nachsorge begleitet. Dies kann ein Arzt des Krankenhauses sein, in dem Ihre Behandlung durchgeführt wurde, es kann aber auch ein niedergelassener Onkologe oder Internist sein. Idealerweise befindet sich dieser Arzt an Ihrem Wohnort. Sollte dies nicht zu realisieren sein, können Sie sich auch an Ihren Hausarzt wenden. Sorgen Sie dann dafür, dass er alle notwendigen Unterlagen erhält.

Medizinische Nachsorge

Wie häufig eine Nachsorgeuntersuchung stattfinden sollte, hängt in erster Linie vom klinischen Befund und vom Verlauf bzw. dem Ergebnis der Therapie ab.

! Die Häufigkeit der Nachsorge-Untersuchung hängt vom Ergebnis der Therapie ab.

Da rund 80 Prozent der Rezidive in den ersten beiden Jahren nach Diagnose des Ersttumors auftreten, finden in den ersten beiden Jahren nach Ende der Behandlung die Nachuntersuchungen in kürzeren Abständen statt als im weiteren Verlauf. Sollte fünf Jahre lang kein Rezidiv aufgetreten sein, ist auch die Nachsorge beendet. In diesen Fällen wird empfohlen, alle fünf Jahre eine Darmspiegelung machen zu lassen, um Polypen oder Zweittumoren rechtzeitig zu erkennen. Ihr Arzt entscheidet, welcher Nachsorgeplan für Sie sinnvoll ist.

Die Tumornachsorge beinhaltet folgende Untersuchungen:

- Die grundlegende Nachsorge mit ärztlichem Gespräch, körperlicher Untersuchung, Bestimmung von Laborparametern und des Tumormarkers CEA im Blut, Ultraschalluntersuchung des Bauchraums, Röntgenaufnahme der Lunge; in den ersten drei Jahren alle sechs Monate (Dickdarmkrebs) bzw. im ersten Jahr alle drei Monate (Enddarmkrebs), im vierten und fünften Jahr nach Behandlungsende jährlich.

- Eine Dickdarmspiegelung (Koloskopie) bei Dickdarmkrebs nach dem ersten, zweiten, dritten und fünften Jahr.
- Eine Enddarmspiegelung (Rektoskopie) bei Enddarmkrebs im ersten Jahr alle drei Monate, im zweiten und dritten Jahr alle sechs Monate, im vierten und fünften Jahr einmal jährlich.
- Eine routinemäßige Computertomografie; im Rahmen der Nachsorge existiert keine feste Empfehlung, bei Enddarmkrebs kann sechs Monate nach der Operation eine Computertomographie des Bauch-/Beckenbereichs durchgeführt werden, um die Ausgangssituation festzulegen.

Tumormarker CEA

Im Rahmen der Nachsorge wird das Blut auf das Vorhandensein bestimmter biologischer Substanzen, sogenannter Tumormarker, untersucht. Dabei handelt es sich um Bestandteile der Tumorzelle oder Stoffwechselprodukte des Tumors, die im Tumorgewebe und nach Freisetzung in den Blutkreislauf im Serum oder anderen Körperflüssigkeiten nachgewiesen werden. Sie dienen der Therapie- und Verlaufskontrolle sowie der Früherkennung von Metastasen und Rezidiven. Bei Darmkrebs ist das carcinoembryonale Antigen (CEA) der bedeutendste Tumormarker. Seine Konzentration im Blut wird direkt nach der Operation bestimmt, dieser Wert gilt als Ausgangswert nach Entfernung aller oder zumindest dem Großteil der Tumorzellen. Der CEA-Wert liegt dann nicht über 5 ng/ml. Erhöht sich der Wert im weiteren Verlauf, kann dies auf ein erneutes Tumorgeschehen hinweisen. Da jedoch beispielsweise auch nach einer Darmspiegelung erhöhte CEA-Werte vorliegen und auch gesunde Darmzellen CEA freisetzen, beweist ein erhöhter CEA-Wert keinesfalls, dass ein Darmkrebs vorliegt, sondern sollte Anlass für weitere Untersuchungen sein.

Rehabilitation – am besten stationär

Nach Beendigung der ersten Therapie bieten alle Krankenkassen den Darmkrebspatienten ein umfassendes Spektrum an Unterstützungsmaßnahmen an. Dazu gehört die oben beschriebene medizinische Nachsorge, aber auch Angebote zur Verarbeitung der körperlichen und psychischen Folgen, die mit der Krankheit und der Therapie verbunden sind. Ein wichtiger Punkt ist hier die medizinische Rehabilitation, die entweder stationär in entsprechenden Einrichtungen oder auch ambulant von zu Hause aus durchgeführt werden kann. Eine besondere Reha-Maßnahme ist die Anschlussrehabilitation, die direkt auf die Akuttherapie in der Klinik folgt – sie ist ebenfalls stationär und ambulant möglich.

!

Ihre Krankenkasse unterstützt Sie nach der Therapie mit verschiedenen Maßnahmen.

Die Kosten der Reha-Maßnahmen übernimmt bei gesetzlich versicherten Patienten die jeweilige Kranken- und/oder Rentenversicherung. Für Patienten einer privaten Krankenversicherung ist der jeweilige Vertrag ausschlaggebend. Aber auch bei diesen Patienten kann die Rentenversicherung der Leistungsträger sein.

Die Deutsche Gesellschaft für Verdauungs- und Stoffwechselkrankheiten (DGVS) empfiehlt grundsätzlich jedem Patienten mit Darmkrebs eine Anschlussrehabilitation. Wegen des häufig stark beeinträchtigten Gesundheitszustandes des Patienten plädiert die DGVS dafür, dass diese Reha stationär stattfindet.

In der Akutklinik wird bereits abgeklärt, welche Maßnahmen und Interventionen während Ihrer Rehabilitation durchgeführt werden. Dies wird der Reha-Einrichtung mitgeteilt. Mitarbeiter des sogenannten Sozialen Dienstes in der Akutklinik klären die Kostenfrage und unterstützen Sie bei der Antragsstellung. Aber auch wenn Sie hauptsächlich ambulant behandelt wurden, haben Sie Anspruch auf Rehabilitation. Sprechen Sie sich mit Ihrem behandelnden Arzt ab und fragen Sie bei Ihrer Krankenversicherung nach sinnvollen Reha-Maßnahmen.

Seit 2002 gibt es die Gemeinsamen Reha-Servicestellen, bei denen Sie, wenn Sie gesetzlich versichert sind, Information und Beratung in allen Fragen der Reha bekommen.
Auf der Website www.reha-servicestellen.de finden Sie ein Verzeichnis der Gemeinsamen Reha-Servicestellen, gegliedert nach Trägern, Ort und Bundesland. Auch der Krebsinformationsdienst hat auf seiner Webseite www.krebsinformationsdienst.de in einem Informationsblatt alle wichtigen Informationen zum Thema Rehabilitation zusammengestellt.

Das Fatigue-Syndrom behandeln

!

Die chronische Müdigkeit belastet viele Krebspatienten sehr.

Viele Patienten sind während einer Chemotherapie chronisch müde und leiden unter Antriebslosigkeit. Dieser Zustand wird als Fatigue- oder Erschöpfungs-Syndrom bezeichnet, und er kann über Wochen und Monate auch nach der Behandlung anhalten. Die Müdigkeit beeinflusst den ganzen Tagesablauf. Schon das Aufstehen fällt den Betroffenen sehr schwer, denn sie fühlen sich trotz eines langen Schlafs abgeschlagen, nicht ausgeruht und überfordert. Und so geht es weiter: Jede Bewegung wird zur Qual, jede Aufgabe stellt eine unüberwindbare Hürde dar.

Wodurch die Fatigue verursacht wird, ist noch nicht vollständig geklärt. Deshalb gibt es auch keine allgemeingültigen therapeutischen Ansätze.

Wenn Sie davon betroffen sind, ist es wichtig, dass Sie Ihren Arzt darüber informieren. Denn dieser kann nur etwas unternehmen, wenn er davon weiß. Häufig liegt der Fatigue eine Blutarmut (Anämie) zugrunde, es kommt aber beispielsweise auch eine Schilddrüsenfehlfunktion infrage. Dann kann eine medikamentöse Intervention helfen, zum Beispiel Erythropoetin, oder eine Bluttransfusion.

Ist keine organische Ursache zu finden, richtet sich die Therapie nach den Symptomen. So können Sie beispielsweise durch gezieltes körperliches Training – natürlich unter ärztlicher Aufsicht – Ihre Leistungsfähigkeit verbessern. Es darf Sie jedoch nicht zu sehr beanspruchen. Am besten eignen sich ein Fahrradergometer, ein Laufband und ähnliche Trainingsmethoden. Häufig geht die Fatigue mit einer gedrückten Stimmung einher, dann können psychotherapeutische, insbesondere verhaltenstherapeutische Verfahren helfen. Hier wird in Einzel- oder Gruppengesprächen versucht, Ihre Verhaltens- und Erlebensmuster so zu verändern, dass die Fatigue zurückgeht. Holen Sie sich auf jeden Fall professionelle Hilfe!

Bei der chronischen Müdigkeit sind auch Aufmerksamkeit, Konzentrationsvermögen und die gesamte geistige Leistungsfähigkeit in Mitleidenschaft gezogen. Eine gesicherte Behandlung gibt es nicht, aber verhaltenstherapeutische Verfahren können auch hier unterstützen.

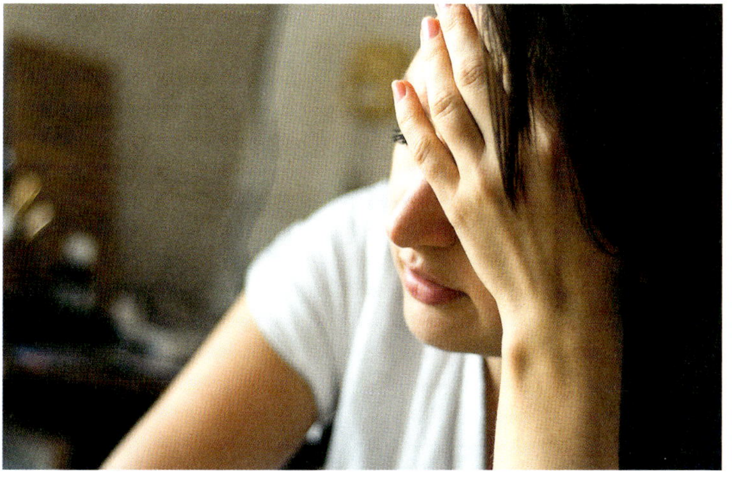

Das Fatigue- oder Erschöpfungs-Syndrom kann über längere Zeit anhalten.

Starke Schmerzen nach Abschluss der Therapie

Einige Krebspatienten leiden auch nach der Behandlung unter zum Teil starken Schmerzen. Da jeder Mensch Schmerzen anders empfindet und sich Schmerzen auch im Laufe der Zeit verändern können, muss die Schmerztherapie (palliative Therapie) immer an den aktuellen Zustand des Patienten angepasst werden. Gute Erfolge wurden mit unterschiedlichen Bestrahlungstechniken erzielt. Auch sogenannte Gegenirritationsmaßnahmen kommen in der palliativen Therapie zum Einsatz. Dabei werden Gegenreize ausgelöst, die die Schmerzen unterdrücken. Ein Beispiel hierfür ist die transkutane elektrische Nervenstimulation (TENS), die vor allem bei Nervenschmerzen helfen kann. Physikalische Maßnahmen wie Massagen, Bäder, Packungen und Krankengymnastik sowie Lymphdrainage und manuelle Therapie können die Schmerzen ebenfalls lindern.

!

Die WHO hat ein Stufenschema zur Schmerzbehandlung entwickelt.

Die Weltgesundheitsorganisation (WHO) hat ein sogenanntes Stufenschema zur Schmerzbehandlung entwickelt, das als Richtlinie für die medikamentöse Schmerztherapie gilt. Dabei wird die medikamentöse Behandlung stufenweise an die Schmerzstärke angepasst.

- Auf Stufe I stehen beispielsweise Acetylsalicylsäure (ASS), Diclofenac und Ibuprofen.
- Auf Stufe II stehen schwach wirksame Opioide. Sie beeinflussen die Weiterleitung und die Verarbeitung des Schmerzreizes.
- Auf Stufe III stehen stark wirksame Opioide, die bei starken bis unerträglichen Schmerzen eingesetzt werden. Für ihre Verordnung wird ein Betäubungsmittelrezept benötigt, das jeder Arzt ausstellen kann. Durch den rechtzeitigen Einsatz stark wirksamer Opioide können den Patienten viele Schmerzen und damit viel Leid erspart werden.

Können die Schmerzen auch durch Medikamente nicht gelindert werden, ist es möglich, sogenannte lokalanästhetische Verfahren einzusetzen. Hierbei wird die Schmerzweiterleitung am entsprechenden Nerv gezielt unterbrochen. Dazu werden spezielle schmerzlindernde Medikamente, in der Regel Opioide, in die Nähe der Nerven eingeleitet.

Umgang mit Ängsten und psychischen Problemen

Neben den praktischen Aspekten wie Nachsorgeuntersuchungen, Reha-Maßnahmen und Schmerztherapie ist die psychologische Betreuung ein wichtiger Teil der Nachsorge. Die Diagnose Darmkrebs und die folgende Behandlung ist eine große seelische Belastung für Sie und für Ihre Familie. Bei den meisten Menschen steht die Angst im Vordergrund, die Angst vor Schmerzen, vor eventuell auftretenden Neuerkrankungen, vor der Therapie, vor allem vor den Nebenwirkungen, vor finanziellen Problemen und natürlich auch die Angst vor dem Tod. Diese Ängste wirken sich auf den Alltag aus, auf das Zusammenleben in der Familie und den Umgang mit Freunden.

! Oft dominieren Ängste.

Für diese Probleme sollten Sie Rat bei psychologischen Einrichtungen suchen, ob alleine oder gemeinsam mit Ihrem Partner oder mit Ihrer Familie. Anlaufstellen sind Psychoonkologen, Paarberatungsstellen, Familienberatungsstellen oder auch Seelsorger. Die Beratung und Hilfe durch solche Stellen kann Ihnen und Ihrer Familie helfen, Ihre Krankheit und die Folgen aktiv zu verarbeiten. Das folgende Kapitel bietet Ihnen zu diesem Thema weitere Informationen.

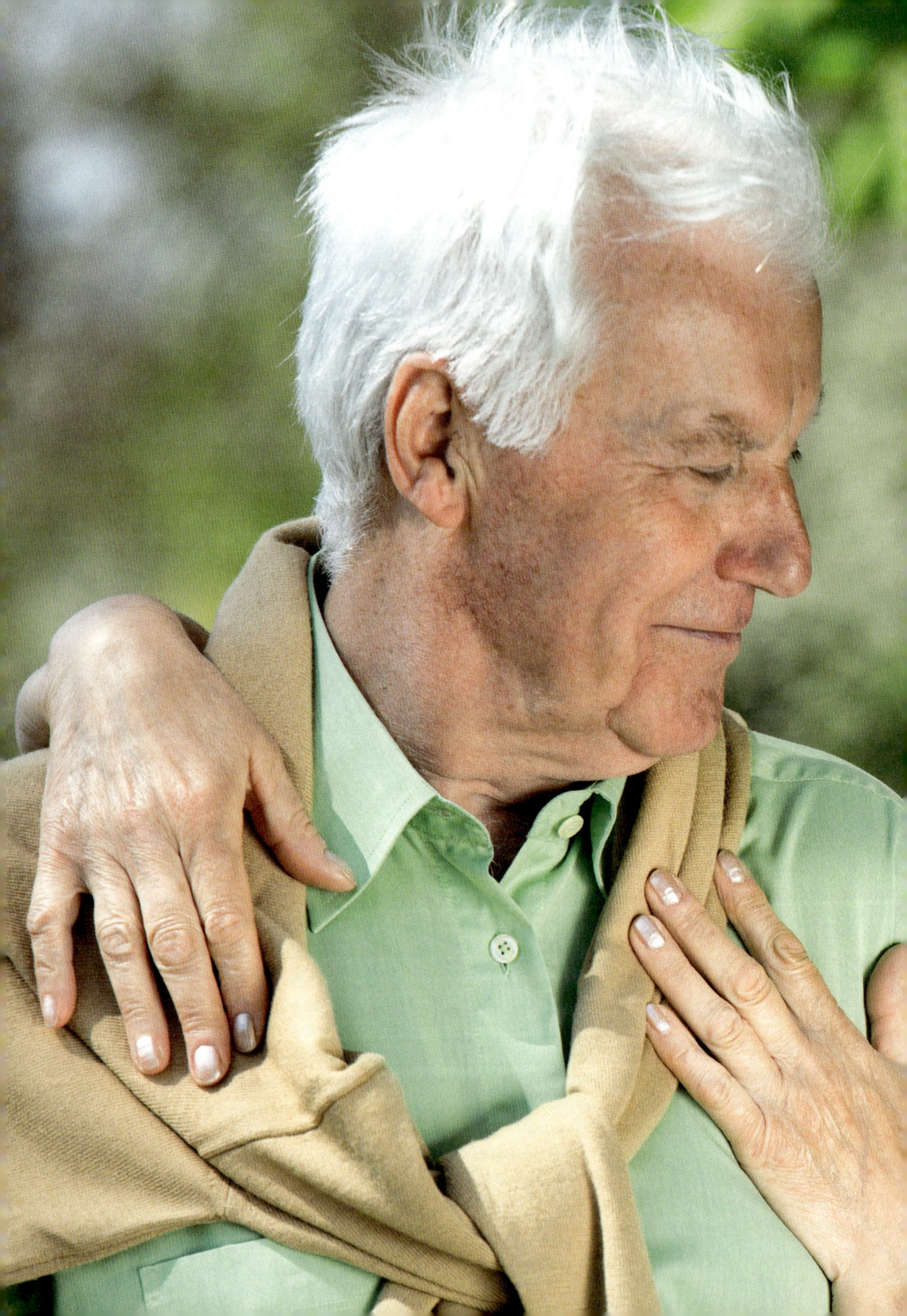

WAS NUN?

Die Therapie von Darmkrebs ist eine große körperliche Belastung. Dazu kommen häufig familiäre, berufliche, finanzielle und soziale Probleme, die Begleiterscheinung oder Folge der Erkrankung sind. Sie haben viele verschiedene Möglichkeiten, sich bei Ihren Problemen unterstützen zu lassen, in diesem Kapitel stelle ich einige davon vor. Holen Sie sich Hilfe, wenn Sie merken, dass Sie alleine nicht weiterkommen!

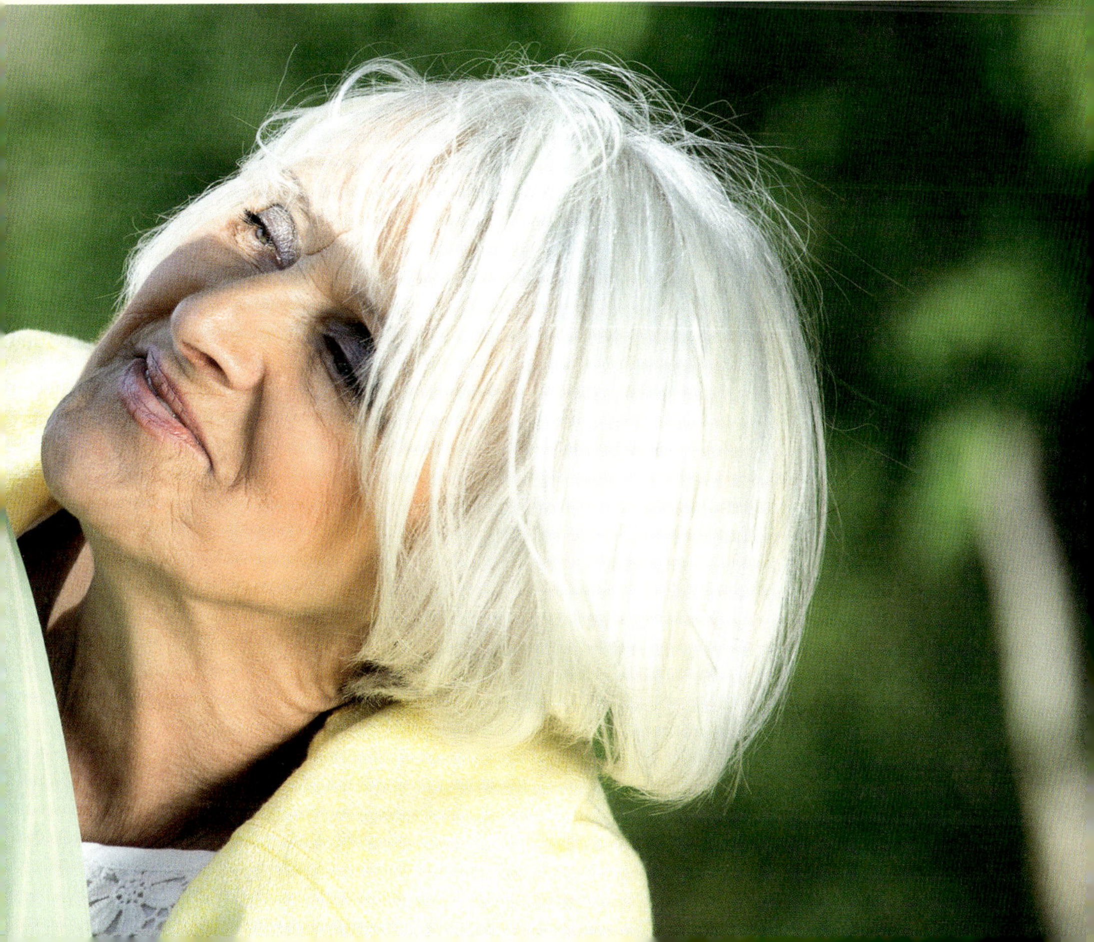

!

Sie müssen mit der Erkrankung nicht alleine fertig werden.

Mit anderen über die Erkrankung sprechen

Bei allen Problemen, die mit der Krebserkrankung einhergehen, ist das oberste Gebot: Reden Sie darüber. Sprechen Sie mit Ihrer Familie und mit Ihren Freunden offen über Ihre Erkrankung und über Ihre Probleme. Holen Sie sich professionelle Hilfe – das gilt für Sie und für Ihre Angehörigen. Erster Anlaufpunkt ist die psychoonkologische Beratungsstelle.

Die Psychoonkologie – eine relativ junge Wissenschaft
Nur wenige Krebspatienten bewältigen die privaten und beruflichen Probleme, die im Laufe der Erkrankung auftreten, ohne Hilfe. Wohl die meisten Patienten oder deren Angehörige benötigen psychische, psychologische oder psychotherapeutische Unterstützung. Vor diesem Hintergrund hat sich die Psychoonkologie entwickelt. Die Fachrichtung befasst sich mit den seelischen Belastungen, die auf eine Krebserkrankung und deren Folgen zurückgeführt werden können und mit den sozialen Auswirkungen der Krankheit.
Man könnte hier auch von der „Psychologie in der Onkologie" sprechen.

Zu den Aufgaben der Psychoonkologie gehört an erster Stelle die Unterstützung des Krebspatienten und seiner Angehörigen bei seelischen Problemen, die aufgrund der Krebserkrankung bzw. der Behandlung aufgetreten sind. Dabei richtet sich die Therapie immer nach den Bedürfnissen und Möglichkeiten des Patienten bzw. seiner Angehörigen. Es gilt, eine Balance zwischen Lebensfreude und Einschränkungen durch die Krankheit herzustellen. Denn eine Krebsbehandlung schlägt umso besser an, je höher die Lebensqualität des Patienten ist.

In vielen Kliniken gibt es eine psychoonkologische Beratungsstelle, erkundigen Sie sich bei Ihrem Arzt. Die Behandlung erstreckt sich meist über mehrere Wochen bis Monate und ist sehr umfassend. Dazu gehören unter anderem:

- Regelmäßig stattfindende psychotherapeutische Gespräche
- Das Besprechen einer medikamentösen Unterstützung bei akuten Belastungssituationen
- Das Erlernen von Entspannungstechniken

!

Psychoonkologische Beratungsstellen gibt es an vielen Kliniken.

Die Psychologen, Psychotherapeuten, Sozialarbeiter und Ärzte in diesen Beratungsstellen begleiten Sie und Ihre Familie in allen Phasen der Erkrankung. Sie haben ausreichend Zeit, vermitteln Ihnen und Ihren Angehörigen Mitgefühl und Stärke, entlasten Sie durch Zuhören und erarbeiten gemeinsam mit Ihnen und Ihrer Familie verschiedene Problemlösungsstrategien. Dies motiviert, die Kommunikation innerhalb der Familie wird erleichtert, die Lebensqualität verbessert. Kurz gesagt: Sie und Ihre Familie bleiben nicht allein!

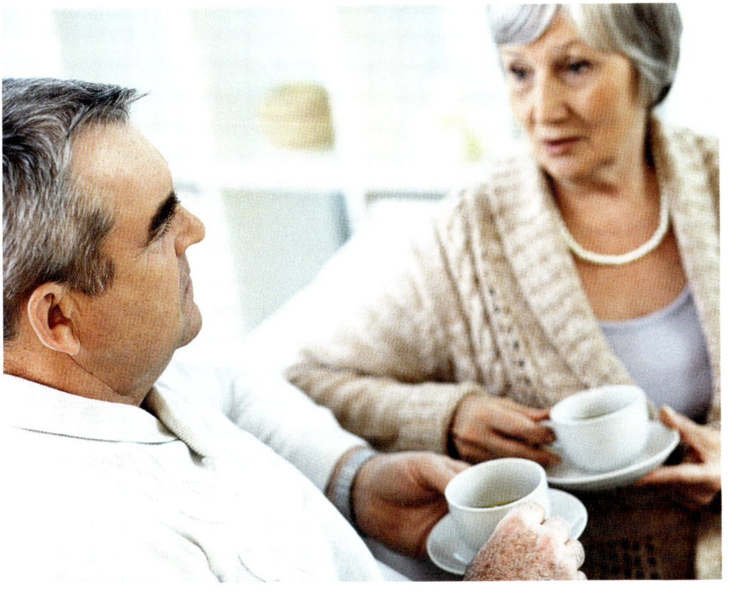

Sprechen Sie mit Ihrer Familie und mit Ihren Freunden offen über Ihre Erkrankung und über Ihre Probleme.

Diese Angebote sind zum Teil kostenlos. Falls nicht, sollten Sie sich rechtzeitig mit Ihrer Krankenkasse in Verbindung setzen und nachfragen, ob sie die Kosten übernimmt.

Spätestens nach der Rückkehr aus der Rehaklinik in die gewohnte Umgebung kommen neue Probleme auf Sie zu. Vielleicht müssen Sie eine Zeitlang gepflegt werden – das ist für viele Betroffene eine sehr unangenehme Situation. Oder Sie sind oft müde und erschöpft (siehe Seite 94) und brauchen bei alltäglichen Dingen Unterstützung. Viele glauben, nun eine Last für die Familie zu sein. Auch hier hilft nur, miteinander zu reden, über die Erkrankung und die damit verbundenen Ängste zu sprechen. Psychoonkologische Einrichtungen können als Vermittler fungieren und das Gespräch in der Familie wieder in Gang bringen.

Leisten Sie sich eine Haushaltshilfe
Wenn Sie wieder zu Hause sind, brauchen Sie noch viel Unterstützung. Dann ist es ratsam, sich eine Haushaltshilfe zu suchen, denn jede Überanstrengung kann den Heilungserfolg der Darmkrebstherapie erheblich beeinträchtigen. Sicher helfen Ihnen Freunde, Nachbarn oder Verwandte gerne und machen für Sie Besorgungen, versorgen Sie mit Essen oder führen den Hund Gassi. Aber Sie können auch eine Haushaltshilfe engagieren, die zum Beispiel beim Putzen hilft oder andere anstrengende Arbeiten übernimmt. Unter bestimmten Umständen bekommen Sie die Hilfe bezahlt.

!

Sprechen Sie über Ihre Ängste.

Offenheit gilt auch für den Umgang mit dem engsten Freundeskreis. Statt das Thema „Krebs“ zu vermeiden, sollten Sie über Ihre Situation reden und Ihre Freunde bei Bedarf um Hilfe bitten. Seien Sie auch offen für Fragen – Ihre Freunde wissen vermutlich ebenfalls nicht so recht, wie sie mit Ihnen umgehen sollen. Wenn ein Austausch „auf Augenhöhe“ stattfindet, wird der gemeinsame Ausflug, das gemeinsame Abendessen oder vielleicht sogar der gemeinsame Urlaub bald wieder „ganz normal" sein.

Möglicherweise haben Sie Angst, dass Ihr Partner mit Ihrer Erkrankung nicht zurechtkommt und Sie verlässt, oder dass Ihre Familie Sie im Stich lässt. Hier helfen niedergelassene Paar-, Familien- und Verhaltenstherapeuten, die die Interaktion mit allen Beteiligten fördern und damit Ihre Ängste und auch die Ängste Ihrer Angehörigen lindern können. Adressen qualifizierter Paar-, Familien- und Verhaltenstherapeuten gibt es bei der kassenärztlichen Bundesvereinigung (www.kbv.de). Auch über die Internetseite www.psychotherapiesuche.de können Sie erfahrene Therapeuten finden.

Hilfe durch Selbsthilfegruppen

Sie sind mit Ihrer Krankheit nicht allein. Viele andere Menschen sind ebenfalls an Krebs, speziell an Darmkrebs erkrankt. In den Krebs-Selbsthilfegruppen bieten Menschen, die selbst Krebs haben oder hatten, ihre Unterstützung als Gesprächspartner an. Geleitet werden solche Gruppen in der Regel durch ehrenamtliche Mitarbeiter, die selbst von der Krebserkrankung betroffen sind. Die Menschen in einer Selbsthilfegruppe zu treffen und mit ihnen zu sprechen kann helfen, konkrete Fragen zu Erkrankung, Therapie, therapeutischen Erfolgen und Nachsorge zu beantworten. Sie können sich auch über soziale und berufliche Probleme, die nach der Erkrankung auftreten, austauschen und hierbei Unterstützung bekommen. Das Zusammentreffen mit Menschen, die Ihre Situation aus eigener Erfahrung kennen, gibt Mut und hilft Ihnen, die Krankheit und ihre Folgen besser zu verarbeiten.

Beispielsweise bietet die Deutsche ILCO e.V. bundesweit solche Selbsthilfegruppen an.

Den Wiedereinstieg in den Beruf sorgsam planen

!

Überfordern Sie sich nicht.

Auch auf der beruflichen Seite können vorübergehend Probleme auftreten, vor allem, wenn Sie Haupt- oder Alleinernährer der Familie waren. Der Wiedereinstieg in den Beruf bedeutet nicht, dass Sie ein genauso großes Arbeitspensum erledigen müssen wie vor Ihrer Erkrankung. Das erwartet niemand. Auch am Arbeitsplatz sollten Sie die Unterstützung Ihrer Kollegen ohne Vorbehalte annehmen und sich beim Wiedereinstieg vor allem Zeit geben. Häufig ist es möglich, vorübergehend oder auch über längere Zeit die Arbeitszeit zu reduzieren, zu Hause zu arbeiten, den Arbeitsplatz innerhalb der Firma zu wechseln oder sich umschulen zu lassen. Möglicherweise ist es für Sie auch eine Option, über eine Frühverrentung nachzudenken. Allerdings ist diese Vorstellung für viele nur schwer zu ertragen und der Schritt will gut überlegt sein.

Sie müssen Ihren Arbeitgeber übrigens nicht über die Art Ihrer Erkrankung informieren. Selbst dann nicht, wenn Sie einen Schwerbehindertenausweis bekommen haben, der sogar vor einer Kündigung schützen kann. Doch vielleicht möchten Sie gerne Ihren Kollegen, Ihrem Chef von der Erkrankung und den da-

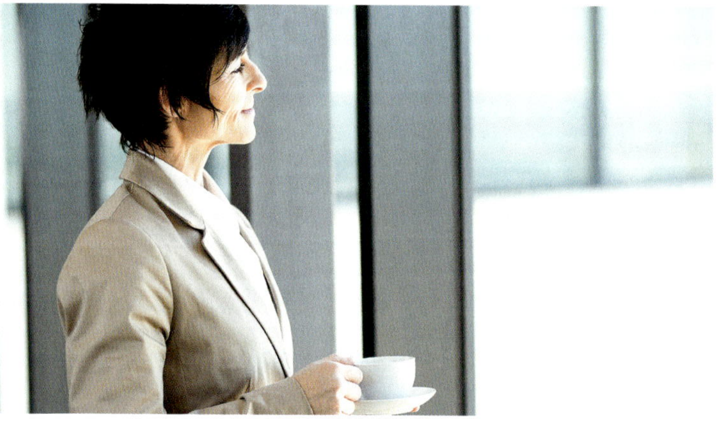

Geben Sie sich beim Wiedereinstieg in den Beruf Zeit.

mit verbundenen Beeinträchtigungen berichten, vielleicht empfinden Sie dies sogar als Erleichterung. Dann sollten Sie dies auch tun. Die meisten Kollegen werden Ihnen mit Verständnis begegnen und Ihnen Rückhalt geben.

Gönnen Sie sich eine Urlaubsreise

Wenn es Ihnen wieder besser geht, möchten Sie vielleicht endlich wieder einmal verreisen. Schließlich haben Sie sich in den letzten Monaten die meiste Zeit im Krankenhaus, bei der Chemotherapie oder in der Rehaklinik aufgehalten. Jetzt haben Sie das alles erst einmal hinter sich und wieder Zeit für einen Urlaub am Meer oder in den Bergen.

Besprechen Sie Urlaubsabsichten mit Ihrem Arzt. Er kann Ihnen mit Rat und Tat zur Seite stehen.

Idealerweise sollten Sie nicht mit dem Auto oder dem Flugzeug verreisen, sondern mit dem Bus oder der Bahn. Als Urlaubsziel eignen sich Länder ohne klimatische Extreme und große Hitze. Das bedeutet, dass tropische und subtropische Länder oder gar die Wüste absolut tabu sind. Wählen Sie einen Urlaubsort mit einem gemäßigten Klima, der am besten ohne großen Stress angesteuert werden kann. Beispielsweise herrscht an der See oder in den Bergen gesundes Klima ohne große Temperaturschwankungen.

Klären Sie im Vorfeld, ob an Ihrem Urlaubsort bei Bedarf medizinische Versorgung möglich ist, und ob diese auch von der Krankenkasse bezahlt werden wird. Vergessen Sie auf keinen Fall, alle notwendigen Medikamente einzupacken, und zwar in ausreichender Menge. Die Medikamente packen Sie nicht in den Koffer, sondern transportieren Sie im Handgepäck. Auch ein ausreichender UV-Schutz darf im Gepäck nicht fehlen. Bestrahlte Hautareale benötigen besonderen Schutz.

Und ganz egal, welches Fortbewegungsmittel Sie wählen: Eine geeignete Thromboseprophylaxe darf auf keinen Fall fehlen. Ob Sie dafür Medikamente nehmen oder Kompressionsstrümpfe tragen, müssen Sie mit dem Arzt abklären.

Schnelle Antworten auf wichtige Fragen

In diesem Kapitel finden Sie Antworten auf viele Fragen, die Darmkrebspatienten und ihre Angehörigen erfahrungsgemäß haben – vom Behindertenausweis über häusliche Pflege, Krankengeld bis zur Erwerbsminderungsrente.

Werden die Fahrtkosten zur ambulanten Chemo- und Strahlentherapie und wieder nach Hause übernommen? Wenn ja, von wem?

Bei einer ambulant durchgeführten Chemo- oder Strahlentherapie sind meist viele Termine erforderlich. Die Krankenkassen übernehmen in der Regel einen Teil der Fahrtkosten, das ist im Sozialgesetzbuch (SGB V) und der Krankentransport-Richtlinie des Gemeinsamen Bundesausschusses (GBA) festgelegt. Die Kostenübernahme muss aber immer bereits vorher bei der Krankenkasse beantragt und von dieser genehmigt werden. Pro Fahrt müssen Sie zwischen 5 und 10 Euro zuzahlen. Dieser Betrag entfällt, wenn Sie von Zuzahlungen befreit sind. Auch die privaten Krankenversicherungen übernehmen in der Regel die Fahrtkosten. Dies ist in Ihrem Vertrag geregelt. Verordnet der Arzt aus medizinischen Gründen explizit ein Taxi für die Fahrt zur und von der Behandlung, so werden auch diese Kosten von den Krankenkassen übernommen.

!

Die Übernahme der Fahrtkosten müssen Sie vor der Behandlung bei der Krankenkasse beantragen.

Darf ich selbst mit dem Auto fahren?

Hier gilt, wenn Sie körperlich und geistig fit sind, dürfen Sie Auto fahren. Müssen Sie jedoch starke Medikamente einnehmen, beispielsweise Schmerzmedikamente, ist von der Teilnahme am Straßenverkehr abzuraten.

Welche Hilfsmittel werden von der Krankenkasse bezahlt?

Zu Hilfsmitteln zählen bei Darmkrebspatienten in erster Linie Artikel zur Versorgung eines künstlichen Darmausgangs und Perücken. Voraussetzung für die Kostenübernahme durch die Krankenkasse sind die ärztliche Verordnung eines solchen Hilfsmittels und die vorherige Absprache mit der Krankenkasse. Einige Krankenkassen haben für solche Hilfsmittel Festbeträge festgesetzt, dann werden auch nur diese erstattet. Wie hoch die Festbeträge sind, können Sie bei Ihrer Krankenkasse erfahren. Wünschen Sie bessere und damit teurere Hilfsmittel, so müssen Sie die zusätzlichen Kosten selbst übernehmen. Eine Ausnahme von der Festbetragsregelung bilden Hilfsmittel, die Patienten mit schwerer und schwerster Behinderung als Sonderanfertigung verschrieben worden sind.

!

Krankenkassen können Kosten für Hilfsmittel – zum Beispiel Perücken – übernehmen.

Sie müssen grundsätzlich 10 Prozent des Abgabepreises – mindestens 5 Euro, höchstens 10 Euro – für die Hilfsmittel selbst zahlen. Bei sogenannten Verbrauchshilfsmitteln, beispielsweise Windeln bei Inkontinenz, müssen Sie 10 Prozent des Packungspreises selbst bezahlen, jedoch nicht mehr als 10 Euro pro Monat. **Achtung:** Diese Regelung gilt nur für gesetzliche Krankenkassen. Wenn Sie privat versichert sind, sollten Sie sich mit dieser Frage direkt an Ihre Versicherung wenden, hier gibt es in der Regel keine Zuzahlungen zu Arznei-, Heil- und Hilfsmitteln.

Wer wird von der Zuzahlung befreit?

Sie müssen Zuzahlungen bis zu Ihrer Belastungsgrenze leisten. Diese beträgt 2 Prozent der jährlichen Bruttoeinnahmen zum Lebensunterhalt. Bei chronisch Kranken ist es 1 Prozent. Dabei werden Ihre Bruttoeinnahmen und die der mit Ihnen in einem Haushalt lebenden Personen zusammengerechnet.

Für eine teilweise Befreiung von der Zuzahlung im Fall stationärer Reha-Maßnahmen ist das Einkommen maßgebend. Für 2013 gelten folgende Grenzen:

!

Nähere Auskünfte erteilt Ihnen Ihre Krankenkasse.

MONATLICHER NETTOVERDIENST €	TÄGLICHE ZUZAHLUNG €
unter 1.079,00	keine Zuzahlung
ab 1.079,00	8,50
ab 1.080,00	9,00
ab 1.140,00	9,50
ab 1.200,00	0,00

Berücksichtigt werden nur die Einnahmen derjenigen Person, aus deren Versicherung die Reha-Maßnahme bezahlt wird.

Wie werden meine Kinder versorgt, wenn ich länger im Krankenhaus oder in der Reha bin oder zu Hause selbst gepflegt werden muss?
Können Sie während bzw. wegen eines Krankenhausaufenthaltes, einer stationären Rehabilitationsmaßnahme oder einer häuslichen Krankenpflege etc. den Haushalt nicht weiterführen und ist auch sonst keine im Haushalt lebende Person dazu fähig, schickt Ihnen die Krankenkasse eine von ihr finanzierte Haushaltshilfe. Voraussetzung ist allerdings, dass im Haushalt ein Kind unter zwölf Jahren oder ein behindertes und auf Hilfe angewiesenes Kind lebt. Den entsprechenden Antrag müssen Sie rechtzeitig bei der Krankenkasse bzw. beim Rentenversicherungs-

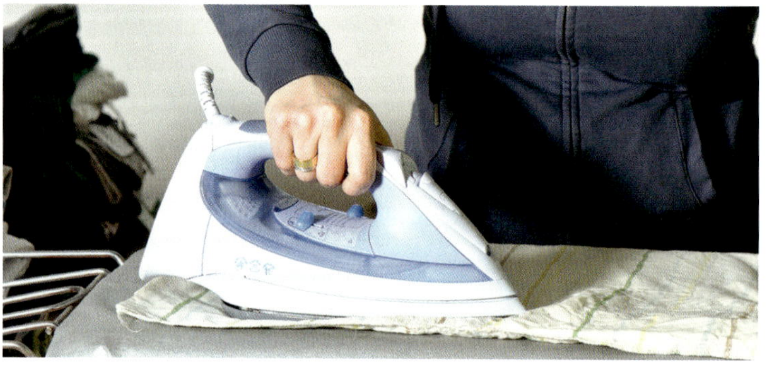

Unter Umständen können Sie eine Haushaltshilfe beantragen.

träger stellen. Wenn kein anderer Leistungsträger in Frage kommt und Sie die Kosten nicht selbst tragen können, ist das Sozialamt für die Lösung dieser Problematik zuständig.

Wer bezahlt eine nach dem Krankenhaus notwendige häusliche Pflege?
Wenn Sie die Behandlung im Krankenhaus verkürzen oder ganz vermeiden können, indem Sie zu Hause gepflegt werden, ist es möglich, eine häusliche Krankenpflege bei der Krankenkasse zu beantragen. Ein Anspruch auf häusliche Krankenpflege besteht aber nur, wenn es in Ihrem Haushalt keine andere Person gibt, die Sie angemessen pflegen und versorgen kann. Eine Versorgung wegen allgemeiner Hilflosigkeit ist keine Indikation für häusliche Krankenpflege.

Werden Sie voraussichtlich über längere Zeit pflegebedürftig sein, müssen Sie einen Antrag auf Leistung bei der zuständigen Pflegekasse stellen, dem eine entsprechende Bescheinigung des behandelnden Arztes beizufügen ist. Die Bearbeitung dauert häufig bis zu drei Monaten. Die Höhe der häuslichen Pflegeleistungen richtet sich nach der jeweiligen Pflegestufe, die durch den Medizinischen Dienst der Pflegekasse festgelegt wird. Grundsätzlich können Sie selbst entscheiden, wie Ihre Versorgung organisiert wird: durch Angehörige, dann bekommen Sie Geldleistungen, oder durch ambulante Dienste und Sozialstationen, dann erhalten Sie Sachleistungen. Auch eine Kombination ist möglich.

Wie oft kann ich eine stationäre Rehabilitationsmaßnahme in Anspruch nehmen?
Innerhalb von zwei Jahren nach Beendigung der Primärtherapie können onkologische Nachsorgeleistungen – allgemein als Reha-Maßnahmen bezeichnet – beantragt werden, damit der Patient sich erholen und seinen Gesundheitszustand stabilisieren kann. Auch soll die Reha den Wiedereinstieg in das Berufsleben erleichtern.

!

Innerhalb von zwei Jahren nach Beendigung der Primärtherapie können Sie Nachsorgeleistungen beantragen.

So können Sie zum Beispiel direkt nach der ersten Behandlung eine Reha als Anschlussheilbehandlung (AHB) über das Krankenhaus einleiten. Später kann auch der weiterbehandelnde Arzt eine solche Maßnahme für den Patienten beantragen. Bei stationären Maßnahmen ist der entsprechende Rentenversicherungsträger und zum Teil auch die Krankenkasse der richtige Ansprechpartner.

In einigen Fällen können die gesetzlichen Krankenkassen Sie zur Teilnahme an Reha-Maßnahmen auffordern. Denn der gesetzlich vorgegebene Grundsatz „Reha vor Rente“ besagt, dass einem bereits seit längerer Zeit erkrankten Patienten durch eine Rehabilitation der Wiedereinstieg in den Beruf doch ermöglicht werden soll. Ist dies dem Patienten innerhalb der gesetzlich vorgesehenen zehn Wochen nach Aufforderung nicht möglich, gehen die Versicherungen in der Regel davon aus, dass er nicht mehr arbeiten kann und ein Rentenantrag notwendig ist.

Die Kosten tragen – abhängig von der individuellen Versicherungssituation und von den notwendigen Maßnahmen – die gesetzliche Rentenversicherung, die gesetzliche Krankenversicherung, eventuell auch die gesetzliche Unfallversicherung (wenn die Tumorerkrankung als beruflich bedingt anerkannt wurde), die privaten Kranken- oder Rentenversicherungen, oder Bund und Länder für Beamte, Soldaten und andere beihilfeberechtigte Berufsgruppen.

Wann, wie und wo bekomme ich einen Behindertenausweis?

Krebspatienten können beim Versorgungsamt einen Schwerbehindertenausweis beantragen. Der Umfang der Leistungen hängt vom *Grad der Behinderung* (GdB) oder dem *Grad der Schädigungsfolgen* (GdS) ab, der vom ärztlichen Dienst des Versorgungsamts festgelegt wird. Beide können zwischen 20 und 100 liegen und sind ein Maß für die physischen, psychischen und sozialen Beeinträchtigungen aufgrund der Krebserkrankung.

!

Als Krebspatient können Sie einen Schwerbehindertenausweis beantragen.

Eine Behinderung ab einem GdB von 50 gilt als Schwerbehinderung. In diesem Fall wird ein Schwerbehindertenausweis ausgestellt. Der Ausweis gilt in der Regel für fünf Jahre, danach wird die Situation neu geprüft. Die Gültigkeitsdauer kann auf Antrag höchstens zweimal verlängert werden, dann müssen Sie den Ausweis erneut beantragen.

Das Versorgungsamt richtet sich bei der Festsetzung nach den „Versorgungsmedizinischen Grundätzen". Für die Ausstellung eines Schwerbehindertenausweises wird der gesamte *Grad der Behinderung* ermittelt, der durch die Erkrankung an Krebs entsteht. Entscheidend für den Gesamt-GdB ist, wie sich einzelne Funktionsbeeinträchtigungen zueinander und untereinander auswirken. Die durch den Krebs verursachten Behinderungen und ihre Auswirkungen werden also nicht als voneinander isolierte Beeinträchtigungen behandelt. Es wird vom höchsten einzelnen *Grad der Behinderung* ausgegangen und geprüft, ob die weiteren Beeinträchtigungen das Ausmaß der Behinderung erhöhen.

Ein Schwerbehindertenausweis bietet einige Vorteile:

- Besserer Kündigungsschutz am Arbeitsplatz
- Begleitende Hilfe im Arbeitsleben
- Freistellung von Mehrarbeit
- Eventuell frühzeitiger Rentenbeginn
- Fünf zusätzliche Urlaubstage pro Kalenderjahr
- Hilfe zur Erhaltung bzw. Erlangung eines behindertengerechten Arbeitsplatzes
- Steuerliche Vergünstigungen
- Vergünstigungen bei der Benutzung öffentlicher Verkehrsmittel, Bäder, Museen und anderen öffentlichen Einrichtungen
- Beitragsermäßigung bei Automobilclubs
- Evtl. die Berechtigung, auf einem Schwerbehindertenparkplatz zu parken
- Je nach GdB oder GdS Freibeträge beim Wohngeld

Beantragen Sie den Behindertenausweises möglichst bald nach der Krebsdiagnose, denn die Bearbeitungsdauer kann einige Monate in Anspruch nehmen. Folgende Punkte müssen Sie beachten:

- Beschreiben Sie die Krankheit und die daraus folgenden Behinderungen oder Schädigungen so genau wie möglich.
- Der behandelnde Arzt sollte im Befund die Auswirkungen der Krebserkrankung und deren Therapie detailliert aufführen.
- Führen Sie alle Ärzte und Kliniken auf, die mit der Erkrankung vertraut sind.
- Entbinden Sie alle Ärzte von der Schweigepflicht.

Liegen alle Unterlagen und Informationen vor, bekommen Sie vom Versorgungsamt den sogenannten *Feststellungsbescheid*, in dem der *Grad der Behinderung* oder der *Grad der Schädigung* festgelegt wird. Wenn Sie mit dem Entscheid nicht einverstanden sind, können Sie innerhalb eines Monats Widerspruch einlegen.

Muss ich meine Erkrankung bei einer Neubewerbung angeben?
Einen potenziellen neuen Arbeitgeber müssen Sie nicht über Ihre Erkrankung informieren. Sie müssen es auch nicht angeben, wenn Sie einen Schwerbehindertenausweis besitzen. Allerdings haben Sie dann auch keinen Anspruch auf die Vorteile des Schwerbehindertenausweises (besserer Kündigungsschutz, mehr Urlaub, steuerliche Vorteile). Werden Sie jedoch speziell nach einer bestehenden Schwerbehinderung gefragt, müssen Sie wahrheitsgemäß antworten. Ein Verschweigen könnte dazu führe, dass der Arbeitsvertrag seitens des Arbeitgebers angefochten werden kann.

> **!**
> Sie müssen Ihren neuen Arbeitgeber nicht von sich aus über Ihre Erkrankung informieren.

Was passiert, wenn ich krank werde, während ich arbeitslos bin?
Wenn Sie erkranken, während Sie arbeitslos sind, müssen Sie die Krankheit so schnell wie möglich beim zuständigen Arbeitsamt melden, dazu müssen die Krankenscheine innerhalb von drei

Tagen direkt an die Agentur für Arbeit geschickt werden. Die Leistungen der Agentur für Arbeit – egal ob Arbeitslosengeld, Arbeitslosenhilfe oder Unterhaltsgeld – werden zunächst für sechs Wochen weiter gezahlt. Danach werden sie mit dem Hinweis aufgehoben, einen Antrag auf Krankengeld zu stellen. Die Krankenkasse wird durch das Arbeitsamt informiert, damit ist der Leistungsbezug beim Arbeitsamt beendet. Nun zahlt die Krankenkasse ein Arbeitslosen-Krankengeld, das der Höhe des Arbeitslosengeldes entspricht, jedoch mit einem wichtigen Vorteil: Es mindert nicht die Dauer Ihres Anspruchs auf Arbeitslosengeld. Wenn Sie längere Zeit krank sind, verlängert sich somit die Gesamtzeit, in der die Agentur für Arbeit die Bezüge bezahlt.

Nachdem Sie wieder gesund sind und wieder arbeiten könnten, müssen Sie sich bei der Agentur für Arbeit erneut arbeitslos melden und Arbeitslosengeld beantragen. Ist jedoch Ihre Leistungsfähigkeit aufgrund der Erkrankung bzw. der Folgen so stark eingeschränkt, dass Sie in Ihrem bisherigen Beruf nicht mehr arbeiten können, kommen beruflichen Fortbildungs- und Umschulungsmaßnahmen in Frage. Lassen Sie sich in diesem Fall von der Rehabilitationsabteilung der Arbeitsagentur oder dem zuständigen Rentenversicherungsträger beraten.

Was eigentlich ist eine Erwerbsminderungsrente?

Sind Sie wegen Ihrer Krebserkrankung eingeschränkt erwerbsfähig, können Sie einen Rentenantrag stellen. Seit dem 1.1.2001 gibt es die „Rente wegen voller Erwerbsminderung“ und die „Rente wegen teilweiser Erwerbsminderung“, welche die vormalige „Rente wegen Erwerbsunfähigkeit“ ersetzen. Für Versicherte, die vor dem 2.1.1961 geboren sind, gelten weiterhin die Regelungen zur Berufsunfähigkeitsrente, wenn der bisher ausgeübte Beruf nur noch weniger als sechs Stunden täglich ausgeübt werden kann.

Nach Angaben der Deutschen Rentenversicherung soll die Erwerbsminderungsrente finanzielle Einbußen abfangen, wenn der

Patient nur noch weniger als sechs Stunden arbeiten kann, und zwar nicht nur in dem bisherigen, sondern in allen Berufen. Geprüft wird dies anhand ärztlicher Unterlagen. Es besteht Anspruch auf *volle Erwerbsminderung*, wenn Sie auf dem allgemeinen Arbeitsmarkt unter drei Stunden täglich einsatzfähig sind. Und Sie haben Anspruch auf *teilweise Erwerbsminderung*, wenn Sie auf dem allgemeinen Arbeitsmarkt von drei bis unter sechs Stunden täglich einsatzfähig sind.

Außerdem müssen folgende Voraussetzungen erfüllt sein:

- In den letzten fünf Jahren vor Eintritt der Erwerbsminderung müssen Sie mindestens drei Jahre gearbeitet und Pflichtbeiträge in die Versicherung eingezahlt haben (besondere versicherungsrechtliche Voraussetzung)
- Sie müssen mindestens fünf Jahre versichert sein (sogenannte Wartezeit)

Zu dieser Wartezeit zählen mit:

- Beitragszeiten: Pflichtbeitragszeiten und unter bestimmten Voraussetzungen auch Zeiten des Bezuges von Krankengeld, Arbeitslosengeld, im Zeitraum vom Januar 2005 bis Dezember 2010 Arbeitslosengeld II, Übergangsgeld, Zeiten der Kindererziehung und der nicht erwerbsmäßigen häuslichen Pflege sowie freiwillige Beitragszeiten
- Ersatzzeiten: zum Beispiel Zeiten der politischen Verfolgung in der DDR
- Zeiten aus einem Versorgungsausgleich bei Scheidung
- Zeiten aus Zuschlägen für eine geringfügige versicherungsfreie Beschäftigung: 400-Euro-Job
- Zeiten aus einem Rentensplitting

Wer hilft mir, wenn ich aufgrund der Krebserkrankung finanzielle Probleme habe?

Möglicherweise hat Ihre Krebserkrankung dazu geführt, dass Sie in eine finanzielle Schieflage geraten sind. Wenn diese durch keinen Kostenträger wie Krankenkasse, Rentenversicherung etc. und auch nicht durch unterhaltspflichtige Angehörige (Ehepartner, Kinder) bereinigt werden kann, haben Sie Anspruch auf Leistungen nach dem Bundessozialhilfegesetz, beispielsweise Hilfe zum Lebensunterhalt und/oder Hilfe in besonderen Lebenslagen. Ersteres beinhaltet die tatsächlichen Lebenshaltungskosten: Miet- und Heizkosten werden voll übernommen, die übrigen Lebenshaltungskosten werden pauschal nach festgelegten Regelsätzen bezahlt. Besteht aufgrund Ihrer speziellen familiären oder persönlichen Situation – beispielsweise bei Erwerbsminderung – ein Mehrbedarf, kann auch dieser beglichen werden. Einmalige Zuschüsse werden für Kleidung, Hausrat und Möbel gewährt. Detaillierte Auskunft zu finanziellen Hilfen gibt das zuständige Sozialamt.

!

Stiftungen wie die Deutsche Krebshilfe (www.krebshilfe.de) gewähren einmalig finanzielle Hilfe.

Bekomme ich Krankengeld und wenn ja, wie lange?
Beim Krankengeld handelt es sich um eine sogenannte Lohnersatzleistung, sie wird also gezahlt, wenn nach sechs Wochen kein Anspruch mehr auf Lohnfortzahlungen durch den Arbeitgeber (§3 Entgeltfortzahlungsgesetz) besteht. Gesetzlich Versicherte haben Anspruch auf Krankengeld, wenn sie aufgrund der Erkrankung mehr als sechs Wochen arbeitsunfähig sind.

Damit Krankengeld bezahlt wird, müssen Sie folgende Voraussetzungen erfüllen:

- Sie müssen zum Zeitpunkt des Eintritts der Arbeitsunfähigkeit versichert sein.
- Sie müssen arbeitsunfähig sein aufgrund einer Krankheit oder einer stationären Behandlung im Krankenhaus oder in einer Vorsorge- oder Reha-Einrichtung auf Kosten der Krankenkasse.
- Es handelt sich immer um dieselbe Erkrankung bzw. um eindeutige Folgeerkrankungen derselben Grunderkrankung.

Nach § 47 SGB V beträgt das Krankengeld 70 Prozent des regelmäßigen Arbeitsentgelts (Bruttoentgelt), maximal aber 90 Prozent des regelmäßigen Nettoarbeitsentgelts. Sozialversicherungsbeiträge wie Arbeitslosen-, Pflege- und Rentenversicherung werden vom Krankengeld abgezogen, wobei die Krankenkasse die Beiträge der Krankenversicherung und jeweils die Hälfte der drei genannten Versicherungen übernimmt.

Nach § 46 SGB V haben Sie Anspruch auf Krankengeld bei Beginn der Krankenhausbehandlung bzw. der Therapie in Vorsorge- oder Reha-Einrichtungen sowie bei Arbeitsunfähigkeit.

!

Sie bekommen maximal 78 Wochen lang Krankengeld.

§ 48 SGB V regelt, wie lange das Krankengeld bezahlt wird: 78 Wochen (546 Kalendertage) innerhalb von je drei Jahren ab Beginn der Arbeitsunfähigkeit wegen derselben Krankheitsursache. Nach Ablauf dieser Zeit bekommen Sie nur dann erneut Krankengeld, wenn Sie zwischendurch sechs Monate er-

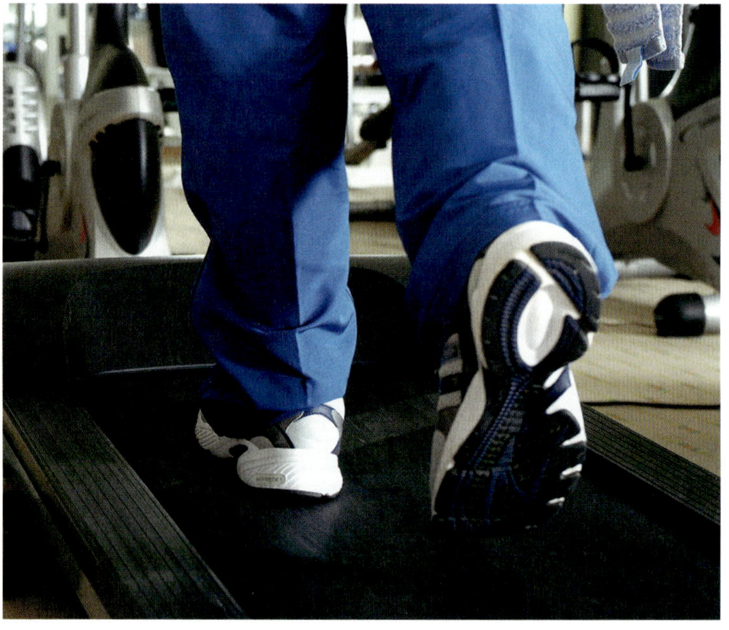

Während Ihrer Therapie in einer Reha-Einrichtung haben Sie Anspruch auf Krankengeld.

werbstätig waren oder der Arbeitsvermittlung zur Verfügung standen.

In diesen Fällen ruht das Krankengeld:

- Wenn Sie Arbeitsentgelt erhalten. Liegt die Höhe des Arbeitsentgelts unter der des Krankengeldes, wird die Differenz in Form des Krankengeldes bezahlt.
- Wenn Sie Elternzeit nach dem Bundeserziehungsgeldgesetz bis zum dritten Geburtstag des Kindes in Anspruch nehmen. Dies gilt jedoch nicht bei Eintritt der Arbeitsunfähigkeit vor Beginn der Elternzeit.
- Wenn Sie Mutterschafts- oder Arbeitslosengeld beziehen.

Was geschieht nach Ende der Krankengeldzahlung?

Ist absehbar, dass Sie auch nach der Krankengeldleistung arbeitsunfähig sein werden, sollten Sie rechtzeitig, nämlich mindestens vier bis sechs Monate vor Ablauf des Krankengeldes, beim zuständigen Rentenversicherungsträger Rente wegen Erwerbsminderung beantragen.

Sollte nach Ablauf des Krankengeldanspruchs der Antrag noch nicht bewilligt worden sein, können Sie beim Arbeitsamt eine sogenannte Überbrückungshilfe beantragen. Diese wird bis zum Rentenbescheid gewährt und anschließend rückwirkend mit den Rentenzahlungen verrechnet.

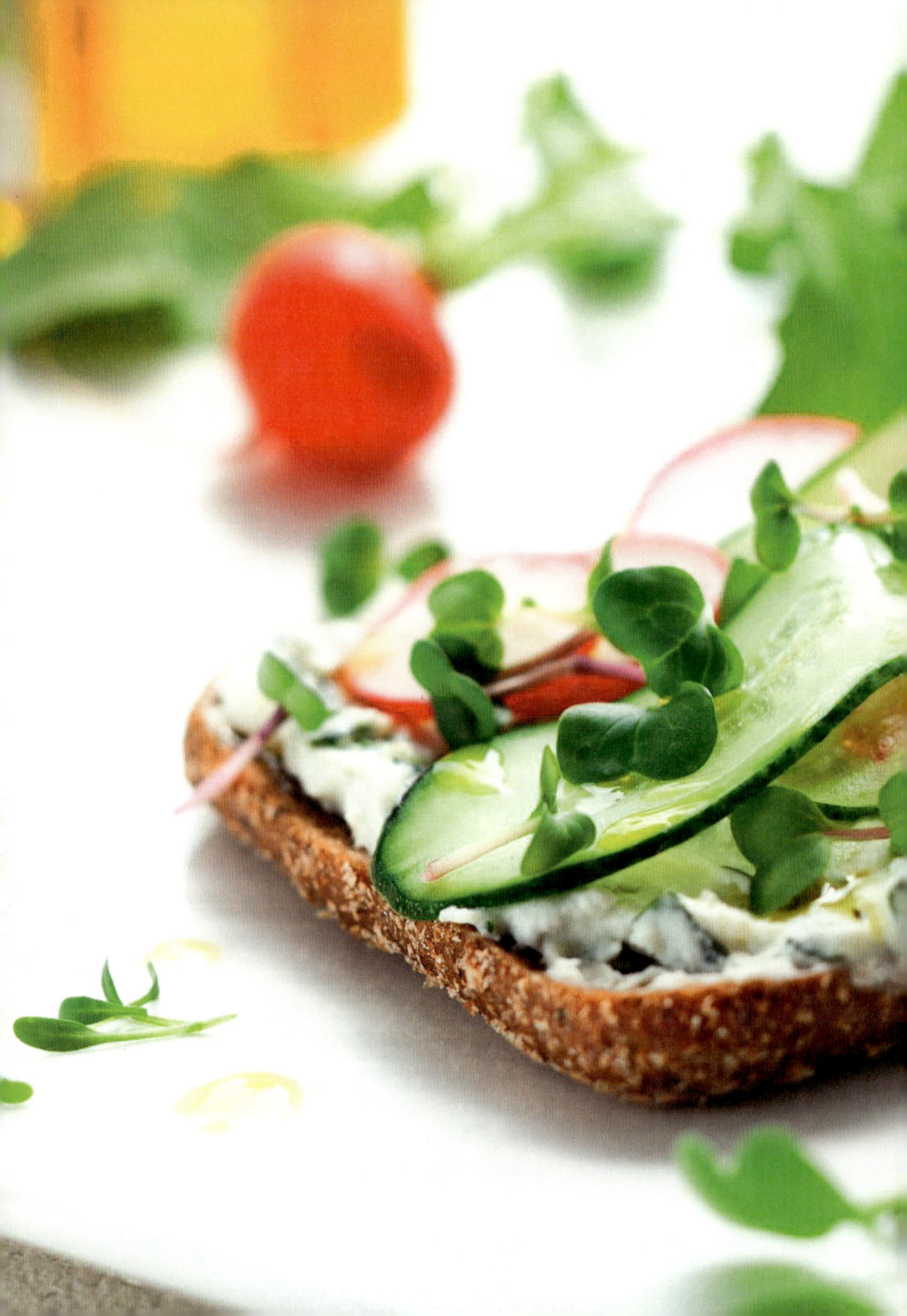

GESUNDE ERNÄHRUNG

Als Darmkrebspatient müssen Sie keine besondere Diät befolgen, Sie sollten sich jedoch gesund und vollwertig ernähren. Wichtiger als allgemeine Vorgaben sind Ihre individuellen Verträglichkeiten. Achten Sie auf Ihren Körper, er wird Ihnen sagen, was er braucht und was ihm nicht gut tut. In diesem Kapitel finden Sie einige grundsätzliche Empfehlungen zur einer darmgesunden Ernährung.

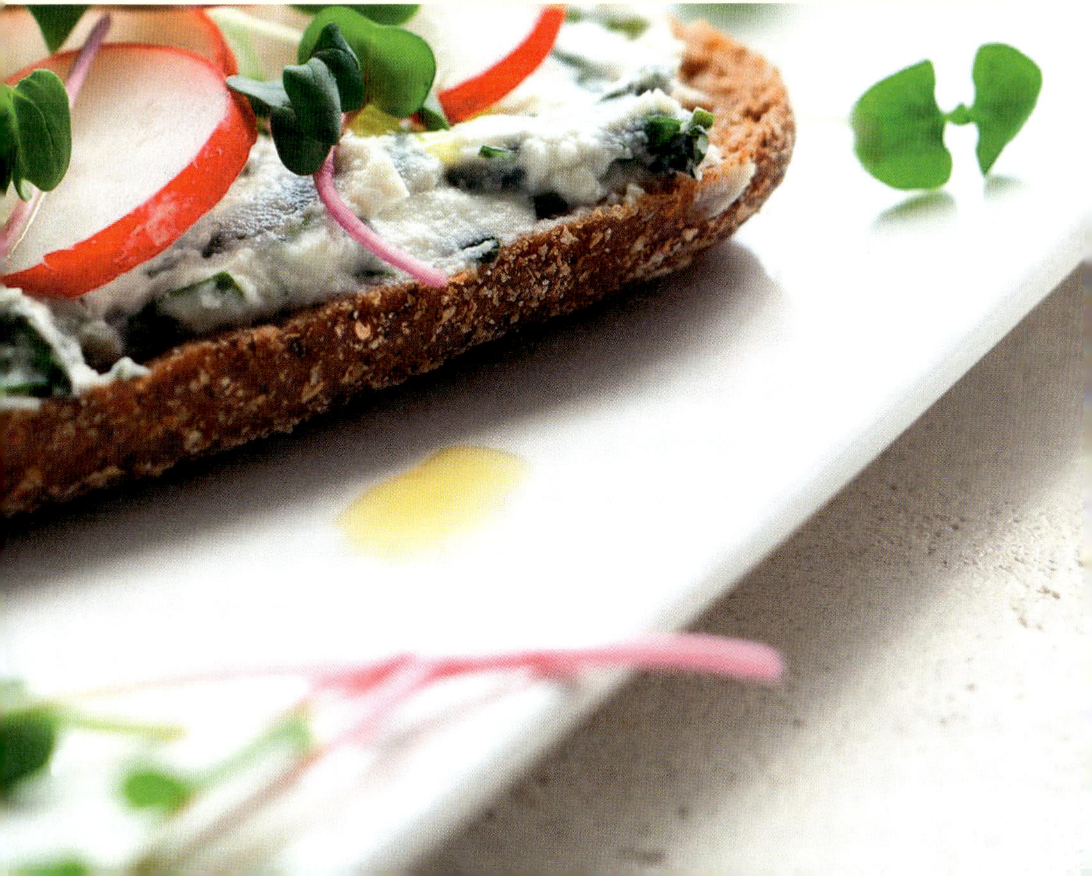

Finden Sie heraus, was Ihnen gut tut

!

Wahrscheinlich müssen Sie Ihre Ernährungsgewohnheiten umstellen.

Da bei der Darmkrebsoperation ein Stück Darm entfernt wurde, werden sich auch Ihre Verdauungsvorgänge verändern. Daran müssen Sie Ihre Ernährungsgewohnheiten anpassen. Es gibt zwar keine speziellen Empfehlungen für eine bestimmte Diät, auch existieren keine absoluten Verbote für bestimmte Lebensmittel, dennoch heißt es, das eine oder andere Lebensmittel in Zukunft doch deutlich seltener auf den Tisch zu bringen. Denn es gilt, sowohl Durchfall als auch Verstopfung zu verhindern.

Ernährungsregeln

!

Sinnvoll ist eine ausgewogene Ernährung.

Darmkrebspatienten sollen sich – wie alle Menschen – gesund, das bedeutet ausgewogen und vollwertig ernähren. Die Deutsche Gesellschaft für Ernährung (DGE) hat hierzu auf der Basis aktueller wissenschaftlicher Erkenntnisse zehn Regeln formuliert.

1. Vielseitig essen

Genießen Sie die Lebensmittelvielfalt. Eine ausgewogene Ernährung ist abwechslungsreich und kombiniert nährstoffreiche und energiearme Lebensmittel in jeweils angemessener Menge.

2. Reichlich Getreideprodukte – und Kartoffeln

Brot, Nudeln, Reis, Getreideflocken, am besten aus Vollkorn, sowie Kartoffeln enthalten kaum Fett, aber reichlich Vitamine, Mineralstoffe sowie Ballaststoffe und sekundäre Pflanzenstoffe. Verzehren Sie diese Lebensmittel mit möglichst fettarmen Zutaten. Mindestens 30 Gramm Ballaststoffe, vor allem aus Vollkornprodukten, sollten es täglich sein. Dies senkt die Risiken für verschiedene Krankheiten, die mit durch Ernährung bedingt sind.

3. Gemüse und Obst – „Nimm fünf am Tag"...

Genießen Sie fünf Portionen Gemüse und Obst am Tag, und zwar möglichst frisch, nur kurz gegart, oder auch als Saft idealerweise zu jeder Hauptmahlzeit und auch als Zwischenmahlzeit. Damit werden Sie reichlich mit Vitaminen, Mineralstoffen sowie Ballaststoffen und sekundären Pflanzenstoffen (z. B. Carotinoiden, Flavonoiden) versorgt.

4. Täglich Milch und Milchprodukte; ein- bis zweimal in der Woche Fisch; Fleisch, Wurstwaren sowie Eier in Maßen

Diese Lebensmittel enthalten wertvolle Nährstoffe, wie z. B. Calcium in Milch, Jod, Selen und Omega-3-Fettsäuren in Seefisch. Fleisch ist Lieferant von Mineralstoffen und B-Vitaminen. Mehr als 300 bis 600 Gramm Fleisch und Wurst pro Woche sollten es nicht sein. Bevorzugen Sie fettarme Produkte, vor allem bei Fleischerzeugnissen und Milchprodukten.

5. Wenig Fett und fettreiche Lebensmittel

Fett liefert lebensnotwendige Fettsäuren, und fetthaltige Lebensmittel enthalten zudem fettlösliche Vitamine. Fett ist besonders energiereich, daher kann zu viel Nahrungsfett Übergewicht fördern. Zu viele gesättigte Fettsäuren erhöhen das Risiko für Fettstoffwechselstörungen, mit der möglichen Folge von Herz-Kreislauf-Krankheiten. Bevorzugen Sie pflanzliche Öle und Fette (z. B. Raps- und Sojaöl und daraus hergestellte Streichfette). Achten Sie auf unsichtbares Fett, das in Fleischerzeugnissen, Milchprodukten, Gebäck und Süßwaren sowie in Fast-Food- und Fertigprodukten meist enthalten ist. Insgesamt 60 bis 80 Gramm Fett pro Tag reichen aus.

6. Zucker und Salz in Maßen

Verzehren Sie Zucker und Lebensmittel bzw. Getränke, die mit verschiedenen Zuckerarten (z. B. Glucosesirup) hergestellt wurden, nur gelegentlich. Würzen Sie kreativ mit Kräutern und Gewürzen und wenig Salz. Verwenden Sie Salz mit Jod und Fluorid.

!

Ein Trinkplan hilft Ihnen, wenn Sie kein ausgeprägtes Durstgefühl haben.

7. Reichlich Flüssigkeit

Wasser ist absolut lebensnotwendig. Trinken Sie jeden Tag rund 1,5 Liter Flüssigkeit. Bevorzugen Sie Wasser ohne oder mit Kohlensäure, ungezuckerten Tee und andere Getränke mit möglichst wenig Zucker. Alkoholische Getränke sollten Sie nur gelegentlich und nur in kleinen Mengen konsumieren.

8. Schonend zubereiten

Garen Sie die jeweiligen Speisen bei möglichst niedrigen Temperaturen und möglichst kurz, mit wenig Wasser und wenig Fett. Das erhält den natürlichen Geschmack, schont die Nährstoffe und verhindert die Bildung schädlicher Verbindungen.

9. Sich Zeit nehmen und genießen

Essen Sie nicht nebenbei! Lassen Sie sich Zeit beim Essen. Das fördert Ihr Sättigungsempfinden.

10. Auf das Gewicht achten und in Bewegung bleiben

Ausgewogene Ernährung, viel körperliche Bewegung und Sport (30 bis 60 Minuten pro Tag) gehören zusammen. Mit dem richtigen Körpergewicht fühlen Sie sich wohl und fördern Ihre Gesundheit.

Führen Sie ein Ernährungstagebuch

Vor allem in den ersten Monaten kann Ihnen ein Ernährungstagebuch dabei helfen herauszufinden, welche Lebensmittel zu Beschwerden führen. Tragen Sie einfach alles, was Sie im Laufe des Tages essen, in das Tagebuch ein. Außerdem notieren Sie Beschwerden wie Blähungen, Verstopfung oder Durchfall. Am Ende haben Sie eine Listen von Lebensmitteln, die Sie vermeiden sollten.

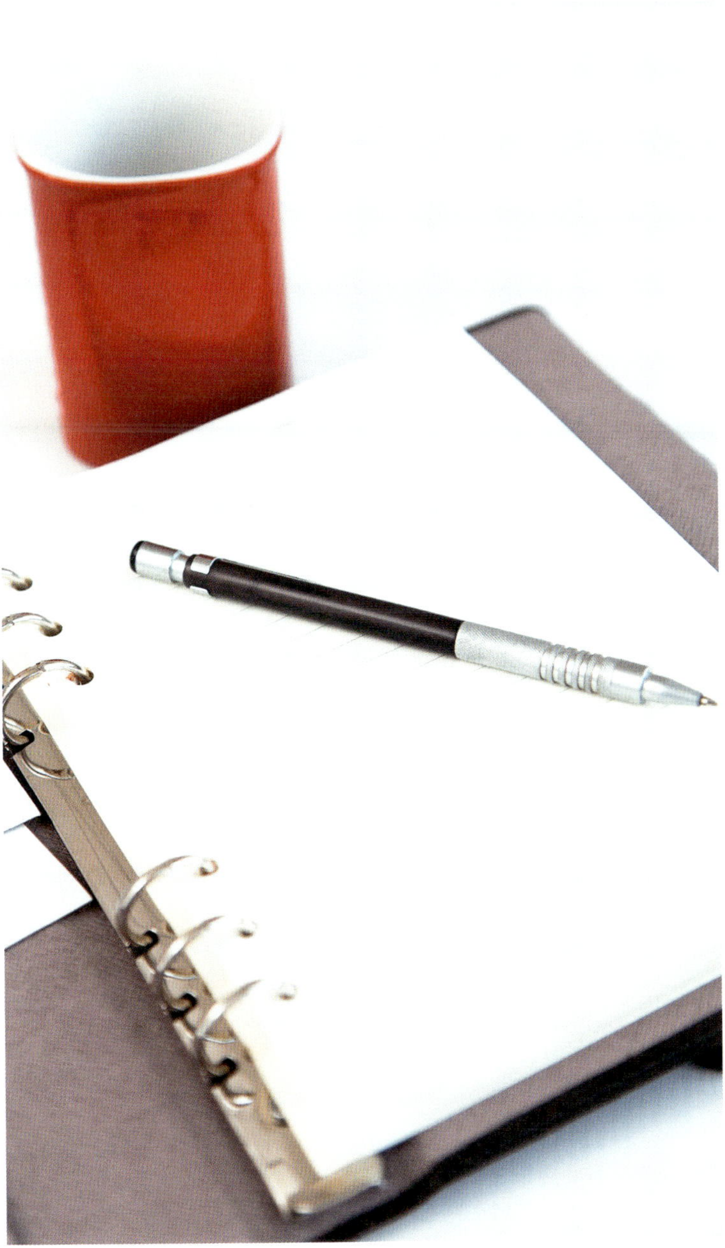

Führen Sie ein Ernährungstagebuch, in dem Sie alles, was Sie den Tag über essen, aufschreiben.

Wichtig ist die gute Verträglichkeit

!

Essen Sie in Ruhe und mit Genuss!

Nach einer Darmoperation sind vor allem in der ersten Zeit manche eigentlich gesunde Lebensmittel für Sie nicht mehr geeignet. Finden Sie heraus, welche Lebensmittel Ihnen gut tun und welche Sie besser vermeiden sollten.

Gemüse

Bei Gemüse sollten leicht verträgliche Sorten auf den Tisch kommen, und zwar am besten gedünstet. Dazu gehören Möhren, Zucchini, Fenchel, Schmorgurke, geschmorte Tomaten (ohne Haut), Sellerie, Rote Bete, Spinat, Spargel und Kürbis. Manche Patienten können auch Brokkoli und Blumenkohl essen, ohne Blähungen zu bekommen. Dies muss jedoch individuell ausgetestet werden. Übrigens sind Gemüsesäfte wie Möhren- oder Tomatensaft für den Darm sehr gesund. Bei Salaten sollten Sie mit Blattsalaten beginnen. Ein Salat aus fein geriebenen Möhren ist ebenfalls sehr verträglich. Für Darmkrebspatienten eignet sich auch rohes, reifes Obst, zum Beispiel Äpfel, Aprikosen, Bananen, Birnen, Erdbeeren, Himbeeren, Heidelbeeren, Mango, Melonen, Pfirsiche, eventuell reife Trauben und Mandarinen. Geschältes und zerkleinertes Obst ist besonders gut verträglich, beispielsweise pürierte Banane oder Apfelmus.

!

Fünfmal täglich sollten Obst und Gemüse auf dem Speiseplan stehen.

Beilagen

Als Beilagen eignen sich Nudeln, Kartoffeln und Naturreis. Da der Darm Milchsäurebakterien benötigt, sollten Sie auch Naturjoghurt, mild gesäuerte Buttermilch oder Kefir essen bzw. trinken. Bei Fleisch sollten Sie sich zurückhalten, zwei bis drei kleine Portionen pro Woche genügen völlig. Fisch (er enthält wertvolle Fettsäuren) und Tofu können Sie problemlos häufiger essen. Ebenfalls deutlich einschränken sollten Sie den Konsum von tierischem Fett, also fette Wurst und fetter Käse. Besser eignen sich Geflügelwurst, fettarmer Käse und pflanzliche Brotaufstriche.

Zum Kochen sollten Sie hauptsächlich Pflanzenöl verwenden, beispielsweise Rapsöl zum Braten, Olivenöl zum Dünsten.

!

Bevorzugen Sie konsequent Pflanzenöl.

Brot

Beim Kauf von Brot sollten Sie darauf achten, dass fein gemahlenes Vollkornmehl verwendet wird und das Brot keine ganzen Körner enthält. Diese würden den Darm zu sehr belasten. Grundsätzlich eignen sich Vollkorn-, Grau- und Mischbrot, das Sie allerdings nicht frisch verzehrt werden sollten. Weißbrot sollte wie alle Produkte aus Weißmehl gemieden werden, denn dies kann zu Blähungen führen.

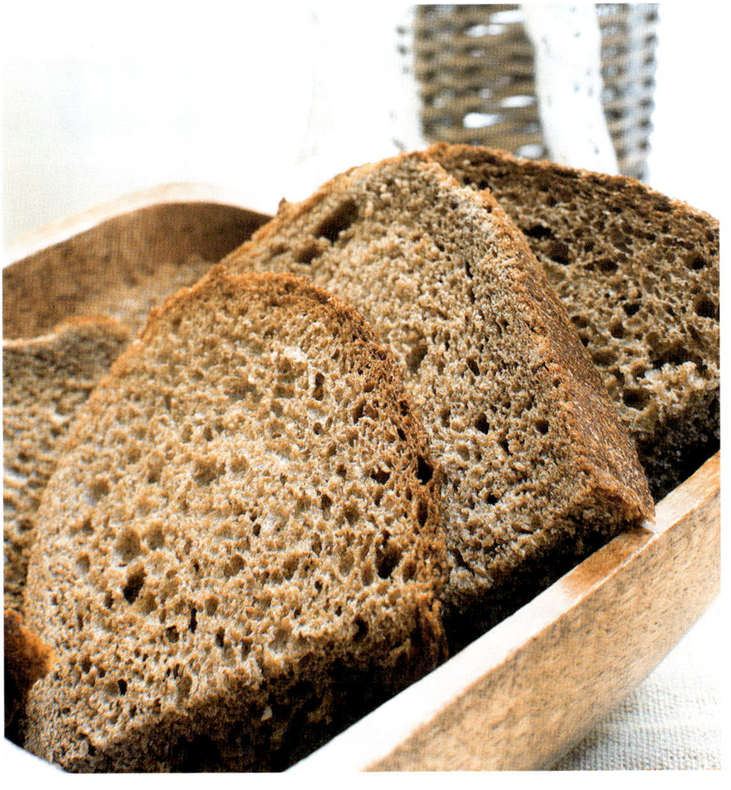

Wählen Sie Brot aus feingemahlenem Vollkornmehl ohne ganze Körner.

!

Wählen Sie bekömmliche Teesorten aus.

Getränke

Trinken Sie stilles oder kohlensäurearmes Mineralwasser. Außerdem ist Kräutertee zu empfehlen, möglichst ungezuckert. Besonders bekömmlich sind Fenchel-, Kümmel- und Anistee, sie vertreiben zudem unangenehme Blähungen.

Milchprodukte

Vorsicht ist bei frischer Milch geboten: Der darin enthaltene Milchzucker (Laktose) gelangt unverändert in die unteren Darmabschnitte und kann dort Krämpfe und Durchfall verursachen. Fettarme Sauermilchprodukte werden dagegen in der Regel gut vertragen. Wer auf frische Milch nicht verzichten möchte, sollte auf Sojamilch umsteigen. Sie enthält keine Laktose, ist aber ebenso reich an Kalzium wie Kuhmilch. Eine weitere Alternative ist laktosefreie Kuhmilch, die seit einiger Zeit in den Supermärkten zu finden ist. Sowohl Soja- als auch laktosefreie Kuhmilch können auch für Pudding, Nachspeisen etc. verwendet werden.

Bei diesen Nahrungsmitteln ist Vorsicht geboten

- Blähende Gemüse wie Hülsenfrüchte (Erbsen, Bohnen, Linsen, Sojabohnen), grobe Kohlgemüse (Grünkohl, Rotkohl, Sauerkraut, Weißkohl, Wirsing), Lauch, Zwiebeln, Knoblauch, Gurkensalat und Paprikagemüse
- Sehr fette Speisen wie Frittiertes und Paniertes, fette Braten, fette Fleisch- und Wurstwaren, Mayonnaise, Kartoffelsalat mit Mayonnaise
- Süßigkeiten und Backwaren aus Weißmehl
- Scharf Gebratenes, stark Gewürztes, Geräuchertes, Gesalzenes und Gesäuertes; dazu gehören geräucherte Fleisch- und Fischwaren, Salzhering, Fischkonserven, Essiggemüse
- Hartschaliges und säurereiches Obst wie Orangen, Grapefruits, Johannisbeeren, Kirschen, Pflaumen, Rhabarber, Stachelbeeren und Zitronen

- Frisches Brot und Brot mit Körnern oder grobem Schrot, Frischkornmüsli
- Nüsse in größeren Mengen
- Hartgekochte Eier
- Alkohol in jeglicher Form, Getränke mit viel Kohlensäure, Fruchtsäfte mit hohem Säuregehalt (Orangensaft, Grapefruitsaft), säuerliche Früchtetees (Hagebutte), Bohnenkaffee

Ernährung für Stoma-Patienten

Auch wenn Sie einen künstlichen Darmausgang haben – sei er nur vorübergehend oder permanent notwendig – gelten für Sie die allgemeinen Empfehlungen für Darmkrebspatienten. Eine spezielle Diät gibt es nicht. Jedoch sollten Sie ganz besonders auf eine ausgewogene und leichte Kost achten. Diese sollte zu rund 55 Prozent aus Kohlenhydraten – am besten Obst und Getreideprodukte –, zu 15 Prozent aus Eiweiß und zu maximal 30 Prozent aus Fett besehen.

!

Auch für Stoma-Patienten gelten die allgemeinen Ernährungsempfehlungen.

Nehmen Sie Ihre Mahlzeiten immer zu festen Zeiten ein, auf fünf bis sechs kleine Portionen über den Tag verteilt. Und auch für Stoma-Patienten gilt: „Essen Sie in Ruhe und mit Genuss!“. Sie sollten ebenfalls reichlich trinken, etwa 2,5 bis 3 Liter pro Tag. Als Getränke eigenen sich Kräutertees, stilles Mineralwasser sowie leicht gesalzene Fleisch- und Gemüsebrühe.

Für Stoma-Patienten ist es ganz besonders wichtig zu lernen, wie ihr Darm auf die verschiedenen Lebensmittel reagiert. Deshalb sollten Sie anfangs auf eine blähungsarme, leichte Vollkost achten. Im Laufe der Zeit können dann andere Lebensmittel ergänzt werden. Damit während der Nacht keine Stuhlentleerung stattfindet, sollte Sie die letzte Mahlzeit nicht zu spät einnehmen.

VERTRÄGLICHE REZEPTE FÜR DARMKREBS-PATIENTEN

Suppen

Zucchinisuppe

Zutaten (4 Portionen)

1 weiße Zwiebel
2 EL Maiskeimöl
2–3 Zucchini
½ Liter Gemüsebrühe
1 EL Petersilie
½ TL Schnittlauch
Salz, Pfeffer

Zubereitung

1 Die Zwiebel schälen und fein hacken. Das Öl in einem Topf erhitzen, die Zwiebeln darin andünsten.

2 Die Zucchini schälen, in Scheiben schneiden und zu den Zwiebeln geben. Ein paar Minuten mitdünsten, dann Gemüsebrühe angießen und alles garen, bis die Zucchini weich sind.

3 Petersilie und Schnittlauch waschen, trocknen, grob hacken und in die Suppe geben.

4 Zum Schluss alles mit dem Mixstab pürieren, mit Salz und Pfeffer würzen.

Gurken-Kartoffel-Suppe

Zutaten (4 Portionen)

1 EL Sesamöl
4 Kartoffeln
4 Frühlingszwiebeln
Salz, Pfeffer
1 Prise Muskat
Saft von ½ Zitrone
2 Salatgurken
1 EL Sahne
1 EL gehackter Dill

Zubereitung

1 Das Öl in einem Topf erhitzen.

2 Kartoffeln schälen und klein schneiden, Frühlingszwiebeln putzen und hacken. Beides in dem heißen Öl anbraten.

3 Mit Pfeffer, Muskat, Salz und Zitronensaft würzen und ½ Liter heißes Wasser angießen.

4 Die Salatgurken schälen, würfeln und in die Suppe geben. Alles etwa 10 Minuten dünsten.

5 Die Suppe mit dem Mixstab pürieren und vor dem Servieren die Sahne und etwas Dill daraufgeben.

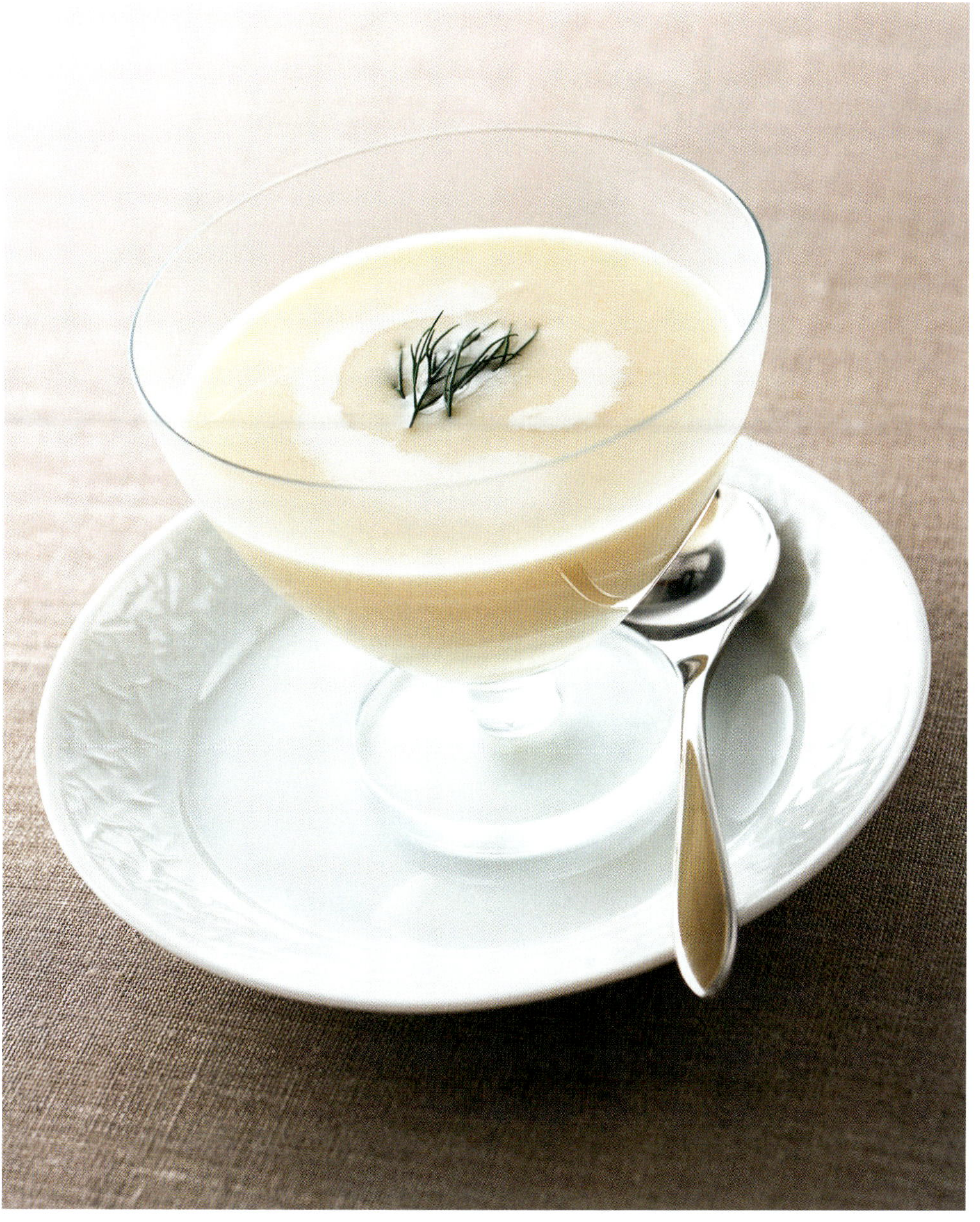

Hauptspeisen

Steinröllchen auf Gemüsestreifen

Zutaten (4 Portionen)

1 Bund Suppengemüse
1 Fenchelknolle, mittelgroß
1 TL Butter
½ TL Instant-Gemüsebrühe
4 Steinbuttfilets
Salz, Pfeffer

Zubereitung

1 Das Suppengemüse putzen, waschen und in feine Streifen schneiden. Die Fenchelknolle halbieren, den Keil großzügig herausschneiden.

2 Butter in einer Pfanne erhitzen und das Gemüse darin andünsten.

3 Die Gemüsebrühe in 100 Millilitern heißem Wasser auflösen und damit das Gemüse aufgießen.

4 Steinbuttfilets salzen und pfeffern, danach aufrollen.

5 Die Fischröllchen auf das Gemüse legen und alles bei mittlerer Hitze im geschlossenen Topf ungefähr 12 Minuten garen.

Tipp: Servieren Sie dazu Reis oder gekochte Kartoffeln.

Hähnchenbruststreifen mit Mango

Zutaten (4 Portionen)

1 Stange Lauch
2 Mangos à 200 g (nicht zu reif)
1 EL Rapsöl
500 g Hähnchenbrust
1 TL Curry
Salz, Pfeffer
2 EL Rosinen
3 EL Sauerrahm

Zubereitung

1 Lauch putzen, waschen und in Ringe schneiden. Mangos schälen, halbieren und den Stein entfernen. Das Fruchtfleisch in kleine Würfel schneiden.

2 Das Öl in einer Pfanne erhitzen. Die Hähnchenbrust in Streifen schneiden und kurz anbraten. Mit Curry, Salz und Pfeffer würzen.

4 Die Lauchringe dazugeben, kurz dünsten und mit 1/8 Liter Wasser ablöschen.

5 Rosinen und Sauerrahm zugeben, alles gut mischen und aufkochen lassen.

6 Zum Schluss die Mangowürfel zugeben und mit Salz, Pfeffer und Curry abschmecken.

Tipp: Dazu schmeckt Vollkornreis.

Spinat-Gratin mit Käsekruste

Zutaten (4 Portionen)

300 g Blattspinat (TK)
500 g Kartoffeln
150 g Möhren
½ EL Rapsöl
Salz, Pfeffer
Muskat
etwas Butter für die Form
100 g saure Sahne
2 Eier
100 g geriebener Käse
1 TL Sesamsaat

Zubereitung

1 Spinat in einem Sieb auftauen lassen.

2 Die Kartoffeln in der Schale 15 Minuten kochen, dann Kartoffeln schälen und in Scheiben schneiden.

3 Die Möhren schälen und in Scheiben schneiden. Das Öl in einem kleinen Topf erhitzen und die Möhren darin andünsten. 3 Esslöffel Wasser zugeben und im geschlossenen Topf bei mittlerer Hitze 5 Minuten garen.

4 Den Spinat zu den Möhren geben, mit Salz, Pfeffer und Muskat würzen.

5 Eine Auflaufform leicht einfetten. Den Boden mit Kartoffelscheiben belegen, die Spinat-Möhren-Masse darauf verteilen.

6 Saure Sahne und Eier miteinander verrühren, salzen, pfeffern und über das Gemüse geben. Alles mit dem geriebenen Käse und Sesam bestreuen.

7 Das Gratin im Backofen bei 170 °C etwa 20 Minuten überbacken.

Blechkartoffeln

Zutaten (4 Portionen)

1 kg gleich große Kartoffeln
2 EL Rapsöl
Kümmel

Zubereitung

1 Die Kartoffeln gut waschen, bürsten und halbieren.
2 Ein Backblech mit dem Öl einstreichen, dann mit dem Kümmel bestreuen.
3 Die Kartoffelhälften mit der Schnittseite nach unten auf das Backblech legen, bei 120 °C etwa 30 bis 45 Minuten im Backofen garen.

Tipp: Dazu passt ein Quark mit frischen Kräutern.

Gemüsewok mit Tofu

Zutaten (4 Portionen)

½ kleiner Weißkohl
1 kleine grüne Paprikaschote
1 kleine rote Paprikaschote
1 Möhre
50 g Sojasprossen im Glas
50 g Bambussprossen im Glas
50 g Zuckerschoten
100 g geräucherter Tofu
100 g gemischte Pilze
1 EL Rapsöl
2 TL Sojasoße
Salz, Pfeffer
20 g frische Kräuter nach Wahl

Zubereitung

1 Den Weißkohl halbieren, waschen und in feine Streifen schneiden. Die Paprikaschoten entkernen, waschen und in feine Streifen schneiden. Die Möhre waschen, schälen und grob raspeln.
2 Die Soja- und Bambussprossen abtropfen lassen. Die Zuckerschoten waschen. Den Tofu in Würfel schneiden. Die Pilze waschen und je nach Größe grob zerkleinern.
3 Das Öl im Wok erhitzen. Alle Zutaten in den Wok geben und unter Rühren garen. Mit Sojasoße, Salz, Pfeffer und Kräutern würzen.

Salate

Couscous-Salat mit Schafskäse

Zutaten (4 Portionen)

Salz
2 EL Olivenöl
200 g Couscous
3 EL Zitronensaft
1 EL gehackte Zitronenschale
Pfeffer
2 Tomaten
100 g Salatgurke
2 Frühlingszwiebeln
1 Bund Petersilie
3 Pfefferminzblätter
½ Bund Koriander
100 g Schafskäse

Zubereitung

1 ¼ Liter Wasser mit etwas Salz und 1 Esslöffel Öl in einem kleinen Topf zum Kochen bringen.

2 Couscous einrühren, dann den Topf vom Herd nehmen und den Couscous zugedeckt 5 Minuten quellen lassen. Danach bei milder Hitze noch ungefähr 2 Minuten unter ständigem Rühren ziehen lassen.

3 Couscous mit etwas Zitronensaft, Zitronenschale und dem restlichen Öl vermischen, mit Salz und Pfeffer würzen und etwas durchziehen lassen.

4 Tomaten enthäuten, Gurke schälen, beides in kleine Würfel schneiden. Frühlingszwiebeln putzen, waschen und in kleine Röllchen schneiden.

5 Petersilie, Pfefferminzblätter und Koriander waschen, trocknen und fein hacken.

6 Alles zum Couscous geben und gut mischen. Den Salat mit Zitronensaft, Salz und Pfeffer abschmecken.

7 Zum Schluss den Schafskäse in kleine Würfel schneiden und unterheben.

Feldsalat mit Möhrendressing

Zutaten (4 Portionen)

100 g Feldsalat
30 g Tomatenpüree
1 EL Sonnenblumenöl
Salz
Für das Dressing
80 ml Möhrensaft
Saft von ½ Zitrone
3 EL Olivenöl

Zubereitung

1 Feldsalat putzen, waschen und trocknen.

2 Tomatenpüree mit Öl vermischen und leicht salzen. Mit dem Feldsalat vermischen.

3 Für das Dressing Möhren- und Zitronensaft mit Olivenöl verrühren. Mit Salz und Pfeffer abschmecken und über den Salat geben.

Gemüsesalat

Zutaten (4 Portionen)

120 g Sellerie
120 g Möhren
120 g Blumenkohl
Für das Dressing
100 g Joghurt, 1,5 % Fett
Senf nach Geschmack
Essig nach Geschmack
Zitrone nach Geschmack
10 g fein gehackte Petersilie
10 g fein gehackter Dill

Zubereitung

1 Das Gemüse putzen, waschen, schälen und garen, dann abkühlen lassen.

2 Sellerie und Möhren in ungefähr 1 Zentimeter große Würfel schneiden, vom Blumenkohl die Röschen abtrennen.

3 Die Zutaten für das Dressing in eine Schüssel geben und verrühren.

4 Das Gemüse zugeben, alles gut mischen und abschmecken.

Nachspeisen

Apfel-Bananen-Creme

Zutaten (4 Portionen)

400 g säuerliche Äpfel
Schale von ¼ Orange (ungespritzt)
Schale von ½ Zitrone (ungespritzt)
2 TL brauner Zucker
1 Zimtstange
1 Banane
Saft von ½ Orange
100 g Naturjoghurt

Zubereitung

1 Äpfel schälen und in feine Spalten schneiden.

2 Mit 200 Millilitern Wasser, Orangen- und Zitronenschale, Zucker und Zimtstange zum Kochen bringen und ungefähr 7 Minuten kochen lassen, bis die Äpfel fast weich sind. Die Zimtstange entfernen.

3 Banane schälen und in Scheiben schneiden.

4 Bananen und Orangensaft zu den Äpfeln geben und alles fein pürieren. Zum Schluss den Joghurt untermischen.

Erdbeerspeise

Zutaten (4 Portionen)

250 g Quark
150 g Naturjoghurt
1 Vanilleschote
80 g Zucker
2 EL Orangensaft
200 g Erdbeeren

Zubereitung

1 Quark mit Joghurt glatt rühren.

2 Die Vanilleschote aufschneiden und auskratzen, Vanillemark zusammen mit Zucker und Orangensaft zur Quarkmasse geben.

3 Die Erdbeeren waschen, putzen, klein schneiden und vorsichtig unter den Quark ziehen.

4 Die Erdbeerspeise zugedeckt im Kühlschrank 3 Stunden ruhen lassen.

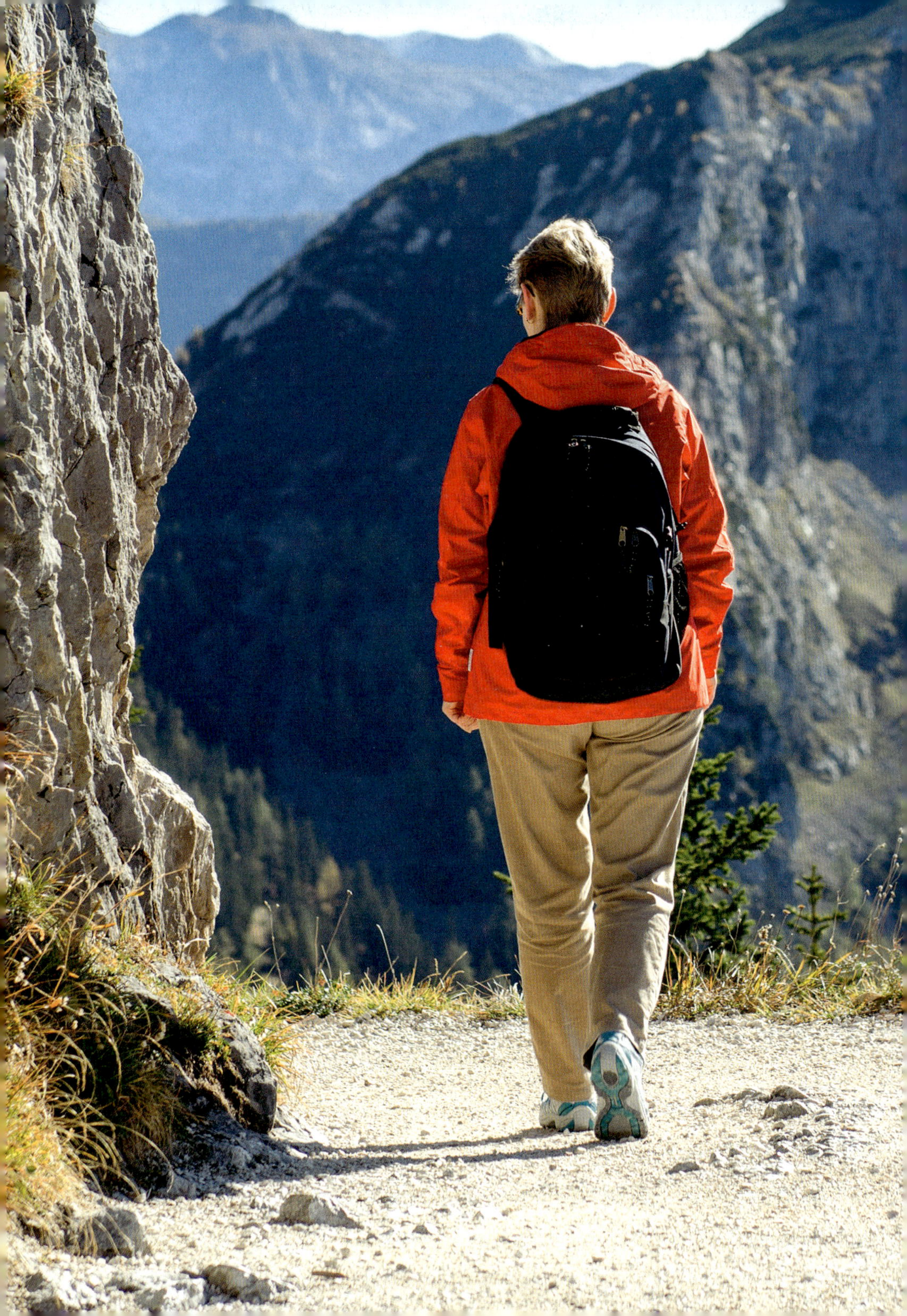

PRÄVENTION VON DARMKREBS

Darmkrebs lässt sich bei frühzeitiger Diagnose heilen, daher ist die Prävention lebenswichtig. Dazu gehören die Vorsorgeuntersuchungen, doch viel wichtiger ist ein gesunder Lebensstil. Sie können also selbst aktiv einiges dafür tun, um Ihr Risiko, an Darmkrebs zu erkranken, möglichst gering zu halten.

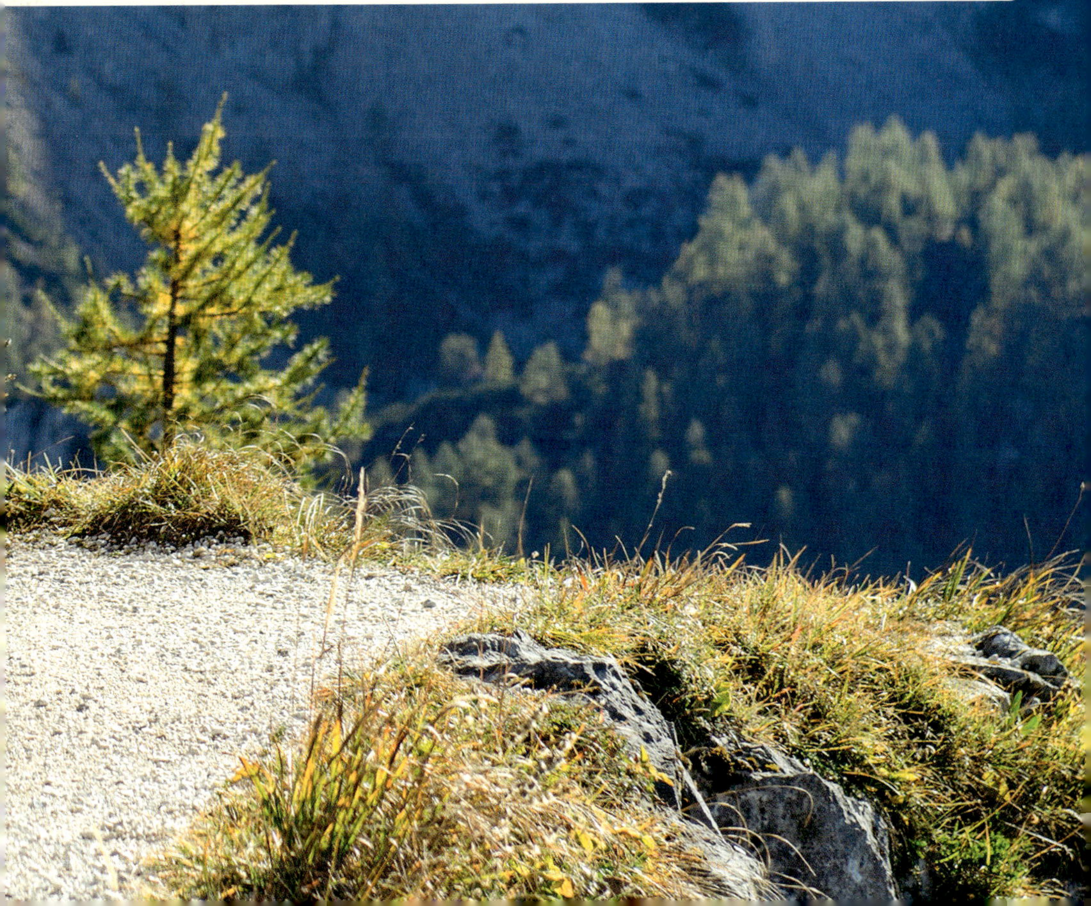

Regelmäßige Darmkrebsvorsorge

!

Im Mittelpunkt der Prävention steht die Darmkrebsvorsorge.

Im Mittelpunkt der Prävention von Darmkrebs steht natürlich die Darmkrebsvorsorge (siehe Seite 138). Hierzu wurde für Menschen ab 50 Jahren ein Früherkennungsprogramm entwickelt. Neben Beratungsgesprächen mit dem Arzt gehören dazu der Papierstreifentest (Test auf verborgenes Blut im Stuhl) und die Darmspiegelung. Die Untersuchungen werden von den gesetzlichen Krankenkassen bezahlt.

Für Frauen und Männer im Alter zwischen 50 und 54 Jahren ist im Früherkennungsprogramm eine Beratung beim Arzt vorgesehen, in dem Ziel und Zweck des Programmes erläutert werden. Außerdem ist ein jährlich durchzuführender Papierstreifentest vorgesehen. Bei einem positiven Ergebnis wird eine Darmspiegelung zur weiteren Abklärung durchgeführt.

Machen Sie einen Termin für eine präventive Darmspiegelung.

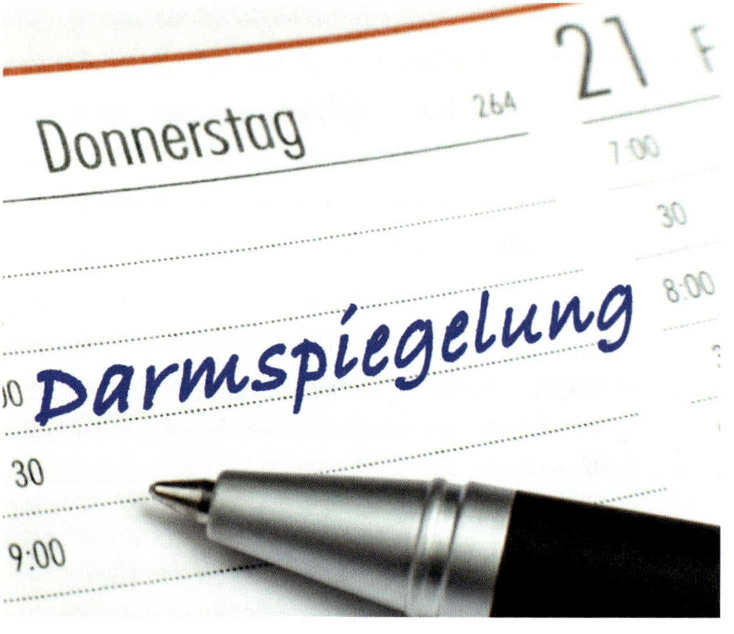

Frauen und Männer ab 55 Jahren haben als Versicherte der gesetzlichen Krankenkassen Anspruch auf eine präventive Darmspiegelung (Koloskopie). Ist der Befund der ersten Darmspiegelung unauffällig, kann nach zehn Jahren eine weitere Koloskopie durchgeführt werden. Alternativ kann alle zwei Jahre ein Papiersteifentest durchgeführt werden. Darüber hinaus sieht das Programm ab 55 eine zweite Beratung vor, bei der der behandelnde Arzt über Ziel und Zweck der Darmkrebsfrüherkennung informiert.

Darmkrebs ist kein Tabuthema mehr

Eine wichtige und entscheidende Rolle bei der Enttabuisierung des Themas Darmkrebs spielte und spielt die Felix Burda Stiftung (www.felix-burda-stiftung.de). Sie engagiert sich seit 2001 für die Sensibilisierung der Bevölkerung für die Darmkrebsvorsorge und -früherkennung. Zu den jährlichen Projekten der Stiftung zählen der bundesweite 2002 initiierte Darmkrebsmonat März, der 2003 geschaffene Felix Burda Award, mit dem Menschen, Institutionen und Unternehmen für herausragendes Engagement im Bereich der Darmkrebsvorsorge geehrt werden, die Initiative „Unternehmen gegen Darmkrebs" und Europas größtes Darmmodell „Faszination Darm".

!

Die Felix Burda Stiftung hat viel dazu beigetragen, dass Darmkrebs kein Tabuthema mehr ist.

Gegründet wurde die international aktive Stiftung im Jahr 2001 von Dr. Christa Maar und dem Verleger Prof. Dr. Hubert Burda. Sie trägt den Namen ihres gemeinsamen Sohns Felix Burda, der 2001 an Darmkrebs verstorben ist. Die Stiftung widmet sich ausschließlich der Prävention von Darmkrebs.

Seit im Jahr 2002 die Vorsorge-Darmspiegelung Teil der Leistungen der gesetzlichen Krankenkassen ist, geht die Zahl der tödlich verlaufenden Darmkrebserkrankungen stetig zurück. Trotzdem ist es weiterhin das langfristige Ziel der Felix Burda Stiftung, diese Zahl noch weiter zu reduzieren, und zwar von aktuell 26.662 auf unter 20.000 im Jahr 2015. Um dieses Ziel zu erreichen, engagiert sich die Stiftung vorrangig in dem Bereich Kommunikation. Sie identifiziert Risikogruppen für Darmkrebs und entwickelt zielgerichtete Ansprachen.

Die Felix Burda Stiftung setzt sich auch gezielt für die Verbesserung des bestehenden Darmkrebsvorsorgeprogramms ein, indem sie Strategien entwickelt, um vorhandene Defizite auszugleichen. Dabei geht es insbesondere darum, die Teilnahmerate an der Darmkrebsvorsorge zu erhöhen, sowie um die Prävention von Darmkrebserkrankungen bei Personen, die eine familiäre Veranlagung für diese Erkrankung haben.

Ein gesunder Lebensstil ist das A und O

!

Die Darmkrebsprävention steht auf drei Säulen: regelmäßige Vorsorgeuntersuchungen, gesunde Ernährung und körperliche Aktivität.

Wie bei jeder Erkrankung, so kann eine gesunde Lebensweise auch der Darmkrebserkrankung in einem gewissen Maß vorbeugen. Zu einem gesunden Lebensstil gehören gesunde Ernährung, regelmäßige körperliche und sportliche Aktivität – Studienergebnisse zeigen, dass fehlende Bewegung bei rund 14 Prozent der Darmkrebspatienten die Erkrankung mitverursachen könnte – sowie nicht zu rauchen und Alkohol nur in Maßen zu trinken.

Gesunde Ernährung

Eine wichtige Rolle bei der Prävention von Darmkrebs spielt eine gesunde Ernährung. Dies ist eigentlich gar nicht so schwer, wenn Sie sich ein paar Grundregeln zu Eigen machen. Diese hat die Deutsche Gesellschaft für Ernährung formuliert, Sie können sie auf Seite 120 nachlesen.

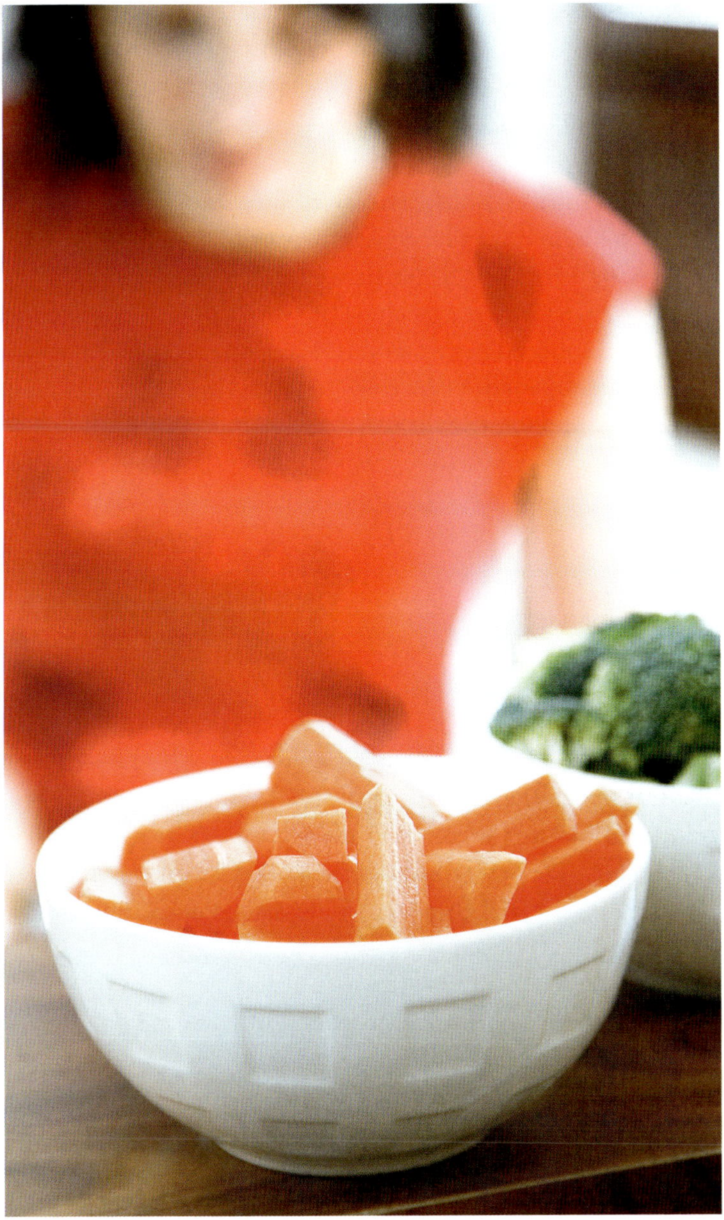

Achten Sie auf gesunde Ernährung: Essen Sie mindestens drei, besser fünf Portionen Gemüse und Obst.

!

Hier nochmals die wichtigsten Tipps für eine gesunde Ernährung.

Hier fasse ich die wichtigsten Tipps für eine gesunde Ernährung noch einmal zusammen:

- Ziehen Sie pflanzliche Lebensmittel wie Gemüse, Obst, Hülsenfrüchte, Nüsse, Kartoffeln und vollwertige Getreideprodukte (Vollkornbrot, Müsli, etc.) tierischen Produkten vor.
- Essen Sie täglich mindestens drei, besser fünf Portionen Obst und Gemüse – roh oder gekocht. Ein Glas Obst- oder Gemüsesaft kann eine Portion Obst oder Gemüse ersetzen.
- Weißes Fleisch (Geflügel oder Fisch) ist besser als rotes Fleisch (Rind, Lamm, Schwein, Wild). Zwei bis drei Portionen Fleisch pro Woche genügen völlig.
- Frischer Seefisch enthält eine hohe Konzentration an gesunden Omega-3-Fettsäuren. Er sollte mehrmals in der Woche auf dem Speiseplan stehen. Dagegen sollten Sie auf geräucherten Fisch verzichten.
- Schnell freigesetzte Kohlenhydrate sollten nur selten gegessen werden. Dazu gehört vor allem Zucker in jedweder Form, beispielsweise Kuchen und Süßigkeiten.
- Trinken Sie täglich mindestens 2 Liter Wasser, ungesüßten Früchte-, Kräuter- oder grünen Tee.
- Trinken Sie so wenig Alkohol wie möglich.
- Von der gesamten Nahrungsenergie, die Sie über den Tag verteilt zu sich nehmen, sollte weniger als ein Drittel aus Fett bestehen. Dies entspricht höchstens 600 Kalorien. Ziehen Sie pflanzliche Fette, beispielsweise Olivenöl, Rapsöl und Distelöl gegenüber tierischen Fetten vor.
- Vermeiden Sie es, Fleisch zu stark anzubraten oder zu grillen, denn dabei entstehen krebserregende Substanzen.

Natürlich können diese Regeln nicht immer konsequent eingehalten werden, und dies muss Sie auch nicht beunruhigen. Wenn Sie sich ab und zu einmal einen saftigen Schweinebraten oder ein schönes Stück Sahnetorte gönnen, ist das kein Problem. Und auch ein Glas Wein oder eine leckere Portion Pommes mit Currywurst ist kein Verbrechen. Doch Sie sollten die Regeln kennen und sich zumindest daran orientieren.

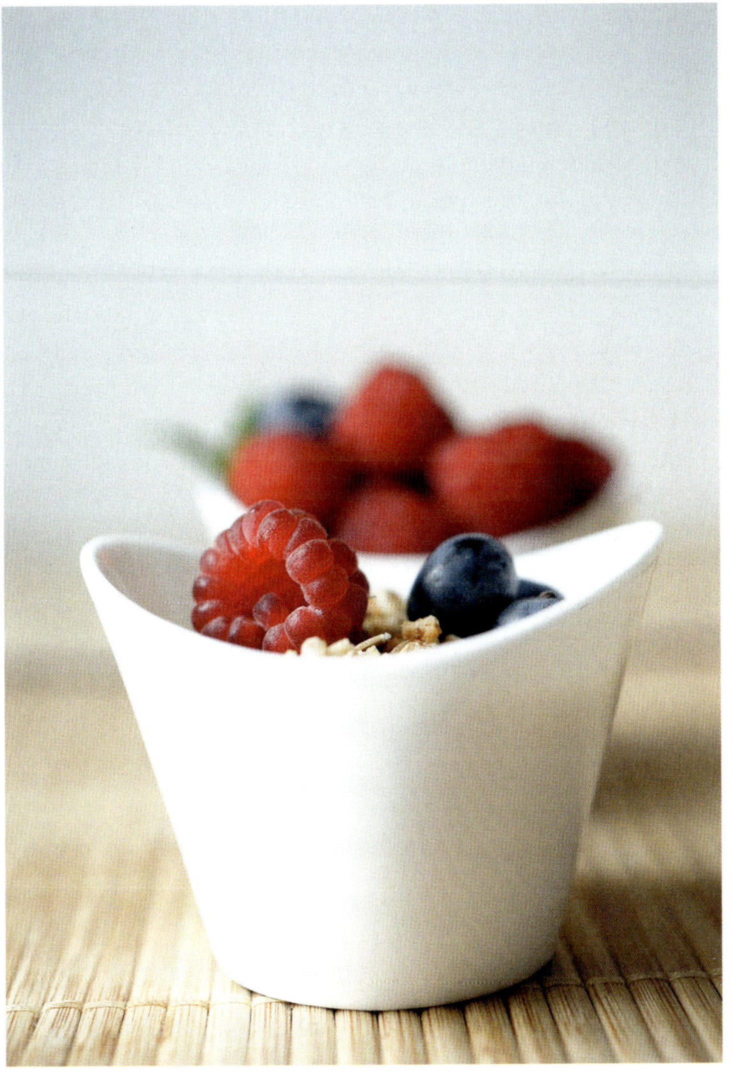

Ziehen Sie vollwertige Getreideprodukte und Obst tierischen Produkten vor.

!

Schon kleine Änderungen im Tagesablauf bringen „Bewegung.

Bewegung tut gut

Die Aufforderung, sich täglich zu bewegen, bedeutet nicht, dass Sie ab sofort jeden Tag stundenlang im Wald herumlaufen oder im Fitnessstudio trainieren müssen. Bereits kleine Änderungen im alltäglichen Leben bringen „Bewegung". Benutzen Sie die Treppe statt den Fahrstuhl, oder gehen Sie kleine Wegstrecken zu Fuß, statt ins Auto zu steigen. Ein täglicher kleiner Spaziergang an der frischen Luft ist gut für Körper und Seele, auch wenn er nur 10 Minuten dauert.

Regelmäßige körperliche Aktivität stimuliert das Immunsystem und damit auch die Abwehr von Krebszellen.

Regelmäßige körperliche Aktivität stimuliert das Immunsystem, und damit auch die Abwehr von Krebszellen, steigert die Produktion antientzündlicher Substanzen und verschiedener Hormone. Und was gerade bei der Prävention von Darmkrebs besonders wichtig ist: Bewegung verbessert die Verdauung, demzufolge verweilt die Nahrung – und damit giftige Abbauprodukte – nicht mehr so lange im Darm.

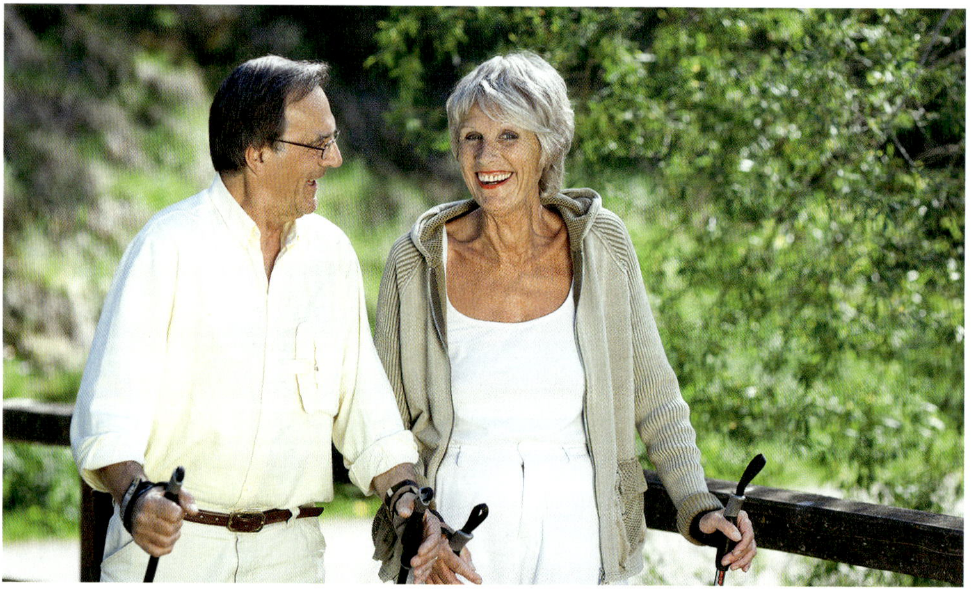

Rauchen verboten!
Rauchen gilt als großer Risikofaktor für Herzinfarkt und Lungenkrebs. Doch der Nikotingenuss erhöht auch das Risiko, an Darmkrebs zu erkranken. So weisen Gewohnheitsraucher deutlich mehr gefährliche Darmpolypen auf als Nichtraucher. Diese Polypen sind außerdem meist größer und entarten häufiger und schneller zu Darmkrebszellen. Bei Nichtrauchern bilden sich zudem nach der Entfernung der Polypen über einen längeren Zeitraum keine neuen mehr.

!

Rauchen erhöht das Risiko für Darmkrebs.

Mit Medikamenten vorbeugen

Vorweg gesagt: Es gibt keine Medikamente, mit denen sich eine Darmkrebserkrankung verhindern lässt. Zwar gab es immer wieder kleine Hoffnungsschimmer, doch keine der bis heute untersuchten Substanzen, beispielsweise bestimmte Hormone, verschiedene Mineralstoffe und Vitamine, hat sich als wirklich wirksam erwiesen.

Im Jahr 2012 wurde eine Auswertung von mehr als 50 Studien zur Prävention von Blutgerinnseln mit Acetylsalicylsäure (ASS) publiziert. Diese zeigte, dass die tägliche Einnahme von ASS über viele Jahre das Risiko, an Krebs zu erkranken, ebenso verringert wie das, an Krebs zu sterben.

Dies war am eindrucksvollsten bei Menschen mit einem angeborenen hohen Risiko für Darmkrebs zu erkennen. Hier schien ASS die Polypenbildung zu verhindern und damit das Darmkrebsrisiko zu senken. Doch diese Hinweise sollten keinesfalls dazu verleiten, ohne Rücksprache mit dem Arzt täglich ASS einzunehmen, denn wie alle Medikamente, so weist auch ASS teils schwere Nebenwirkungen auf.

ANHANG

Wichtige Fachbegriffe

Adenokarzinom: bösartiger Tumor, der von Drüsengewebe ausgeht

Adenom: gutartiger Tumor, der von Drüsengewebe ausgeht

Adjuvante Therapie: ergänzende Behandlung nach vollständiger Entfernung eines Tumors, um eventuell unerkannte Krebszellen zu zerstören und dadurch einem Rückfall und Metastasenbildung vorzubeugen

Analkarzinom: Krebs im Bereich des Darmausgangs (Afters)

Anämie: Blutarmut; Mangel an roten Blutkörperchen oder dem roten Blutfarbstoff Hämoglobin

Anschlussrehabilitation: medizinische Rehabilitationsmaßnahme im Anschluss an einen Krankenhausaufenthalt, um die Wiederanpassung des Patienten an die Belastungen des Alltags- und Berufslebens zu unterstützen; früher Anschlussheilbehandlung

Anus praeter: künstlicher Darmausgang in der Bauchwand, auch als Kolostoma bezeichnet

Bestrahlungsplanung: Festlegung des Zielgebiets und der benötigten Dosis für eine Strahlentherapie mittels Berechnung und Simulation am Computer

Biopsie: Entnahme einer Gewebeprobe zu diagnostischen Zwecken

Chemotherapie: Behandlung mit Zytostatika – Substanzen, die bevorzugt sich rasch vermehrende und damit auch Krebszellen zerstören

Colitis ulcerosa: chronisch entzündliche Erkrankung des Darmes

Computertomographie: bildgebendes Verfahren, bei dem der Körper Schicht für Schicht durchstrahlt wird

Darmpolyp: Schleimhautwölbung im Darm

Darmspiegelung: Untersuchung des Dickdarms mittels eines schlauchförmigen optischen Gerätes (Koloskop)

Dickdarmpolyp: Schleimhautwölbung im Dickdarm

Endoskop: medizintechnisches Gerät zum Betrachten von Körperhohlräumen (z. B. Darm, Harnblase, Bauchhöhle, Atemwege)

Endoskopie: Untersuchung von Körperhohlräumen mittels eines Endoskops

Endosonographie: Ultraschalluntersuchung von innen; der Schallkopf wird durch Körperöffnungen in Körperhöhlen eingebracht

Fatigue: Zustand chronischer Erschöpfung mit ausgeprägter Müdigkeit, schwindenden Energiereserven oder erhöhtem Ruhebedürfnis, bessert sich auch durch Schlaf und Ruhe nicht; kann Folge der Krebserkrankung oder der Behandlung sein

Grimmdarm: Hauptabschnitt des Dickdarms

Hand-Fuß-Syndrom: entzündliche, schmerzhafte Hautveränderung an Handinnenflächen und Fußsohlen mit Rötung bis hin zur Hautablösung, die als Nebenwirkung von bestimmten Zytostatika auftreten kann

Inkontinenz: Unfähigkeit, etwas zurückzuhalten; oft verkürzt für Harninkontinenz oder Stuhlinkontinenz verwendet

kanzerogen: karzinogen

Karzinogenese: Krebsentstehung

Karzinom: bösartiger Tumor, der von Epithelzellen ausgeht

Kernspintomographie: Magnetresonanztomographie (MRT)

Kolon: Grimmdarm; Hauptabschnitt des Dickdarms

Kolonkarzinom: Krebserkrankung des Dickdarms

kolorektal: den Dick- und Mastdarm betreffend

kolorektales Karzinom: Oberbegriff für Krebs des Dickdarms und des Mastdarms

Koloskopie: Spiegelung des gesamten Dickdarms

Kolostoma: künstlicher Darmausgang durch die Bauchwand

Lynch-Syndrom: HNPCC, hereditary nonpolyposis colorectal cancer, hereditäres nichtpolypöses Kolonkarzinom

Magnetresonanztomographie: MRT, Kernspintomographie

maligne: bösartig

Malignitätsgrad: Grad der Bösartigkeit

Mastdarm: der letzte Teil des Dickdarms

Metastase: Tochtergeschwulst eines bösartigen Tumors

Polyp: gestielte oder breitflächige Gewebeneubildung der Schleimhaut in Hohlorganen, z. B. im Darm oder in der Harnblase; meist gutartig, aber Entartung möglich

prospektiv: vorausschauend

R: Residualtumor; zurückgebliebener Resttumor nach einer Behandlung

Radiotherapie: Strahlentherapie

Rektoskopie: Spiegelung des Enddarms, Endoskopie

Rektum: Enddarm, Mastdarm; letzter

Abschnitt des Darms vor dem inneren Schließmuskel

Rektumkarzinom: Krebs des Rektums

Remission: zeitweise oder anhaltende Rückbildung von Krankheitszeichen

Rezidiv: Rückfall; Wiederauftreten einer Erkrankung nach einer symptomfreien Zeit

Sigmoidoskopie: Endoskopie des Mast- und Sigmadarms

Staging: Bestimmung des Krankheitsstadiums

Stoma: operativ geschaffener Ausgang eines Hohlorgans an der Körperoberfläche; Kolostoma, Tracheostoma

Strahlentherapie: Radiotherapie; Anwendung energiereicher Strahlen zur Zerstörung von Tumorgewebe

Stuhlinkontinenz: fehlende oder verminderte Kontrolle des Stuhldrangs

TNM-System: TNM-Klassifikation; international gültiges System zur Beschreibung (Klassifikation) von Größe und Ausbreitung bösartiger Tumoren; T steht für den Ursprungstumor oder Primärtumor, N für Nodus (Lymphknoten) und M für Metastasen

Toxizität: Giftigkeit, Schädlichkeit

Tumor: allg. Schwellung; im engeren Sinne gutartige oder bösartige Geschwulst durch überschießende Zellteilung mit Neubildung von Gewebe

Ultraschalluntersuchung: Sonographie, auch Echographie genannt; bildgebendes Verfahren zur Untersuchung

Zytostatika: Substanzen, die die Zellteilung und das Zellwachstum hemmen

zytotoxisch: zellgiftig, zellschädigend

Wichtige Adressen

Deutsche Rentenversicherung Bund
Ruhrstraße 2
10709 Berlin
Tel.: 030 8650
www.deutsche-rentenversicherung.de

Bundesministerium für Gesundheit (BMG)
Rochusstraße 1
53123 Bonn
Tel.: 030 184410
www.bmg.bund.de

Deutsches Krebsforschungszentrum
Im Neuenheimer Feld 280
69120 Heidelberg
Tel.: 0800 4203040
www.krebsinformationsdienst.de

Deutsche ILCO e.V.
Bundesgeschäftsstelle im Haus der Krebs-Selbsthilfe
Thomas-Mann-Straße 40
53111 Bonn
Tel.: 0228 33889450
www.ilco.de

Psychoonkologische Ambulanz u. Konsiliardienst
Technische Universität München, Klinikum Rechts der Isar
Langerstraße 3
81675 München
Tel.: 089 41404313

Deutsche Krebsgesellschaft e. V.
Straße des 17. Juni 106–108
10623 Berlin
Tel.: 030 32293290
www.krebsgesellschaft.de

Deutsche Krebshilfe e. V.
Buschstraße 32
53113 Bonn
Tel.: 0228 729900
www.krebshilfe.de

Felix Burda Stiftung
Rosenkavalierplatz 10
81925 München
Tel.: 089 92502501
www.darmkrebs.de
www.felix-burda-stiftung.de

Deutsche Gesellschaft für Verdauungs- und Stoffwechselkrankheiten e. V.
Olivaer Platz 7
10707 Berlin
Tel.: 030 3198315000
www.dgvs.de

National Cancer Institute
U.S. National Institutes of Health
www.cancer.gov

Selbsthilfegruppe für Menschen mit Darmkrebs
Bayerisches Rotes Kreuz
Kreisverband München
Seitzstraße 8
80538 München
Tel: 089 2373-276 und -278

Register

Bibliografische Information der Deutschen Nationalbibliothek
Die Deutsche Nationalbibliothek verzeichnet diese Publikation in der deutschen Nationalbibliografie; detaillierte bibliografische Daten sind im Internet über http://dnb.ddb.de/ abrufbar.

ISBN 978-3-89993-747-3 (Print)
ISBN 978-3-8426-8486-7 (PDF)

Fotos:
Titelfoto: monkeybusinessimages - iStockphoto.com
123rf.com: Syda Productions: 19; Cathy Yeulet: 42; Tyler Olson: 50; goodluz: 58/59; Svetlana Kolpakova: 118/119
Fotolia.com: Japolia: 6/7; Mumpitz: 9; absolutimages: 25; anyaivanova: 29; viappy: 32; pressmaster: 34/35;; goodluz: 37; mediamo: 44; Minerva Studio: 53; Lennard Loweg: 55; Stephen Coburn: 60; elvira gerecht: 63; beerkoff: 77; petrabarz: 79; kreativwerden: 82; jd-photodesign: 88/89; rzej Wilusz: 95; drubig-photo: 98/99; pressmaster: 101; michaeljung: 104; Marionette: 108; .shock: 116; Jomphong Polprasart: 123; kreativ1: 129; Schwoab: 136/137; Henry Schmitt: 138; Maryna Riazanska: 141; Kati Molin: 143; cirquedesprit: 144
Luitgard Keller: 11

Hans-Böckler-Allee 7, 30173 Hannover
www.schluetersche.de

Lektorat: Annette Gillich-Beltz, Essen
Layout: Groothuis, Lohfert, Consorten, Hamburg
Covergestaltung: Kerker + Baum Büro für Gestaltung, Hannover
Satz: Die Feder Konzeption vor dem Druck GmbH, Wetzlar
Druck und Bindung: Grafisches Centrum Cuno GmbH & Co. KG, Calbe
Hergestellt in Deutschland.